ぜんぶ絵で見る医療統計

The medical statistics

身につく！研究手法と分析力

比江島 欣愼［著］

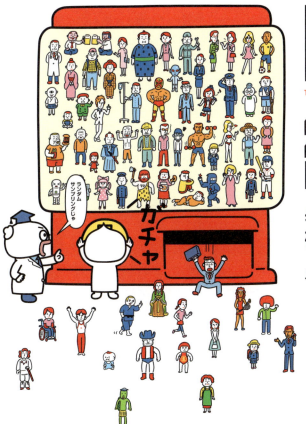

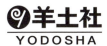
羊土社
YODOSHA

はじめに

　この一風変わったイラストだらけの本を手に取られたあなた!! 医療統計学や統計学もしくは疫学に興味がおありなのですね？他の本は読みましたか？難しそうですよね？でもこの本はかわいいイラストがたくさんあって難しくなさそうですよね．その通り!! 他の難しそうな本を読む前に是非ともこのイラストだらけの本を読んで（眺めてかな？）みてください．他の難しそうな本がちょっとだけ易しく読めるようになるかも．

　この本は，初めて医療統計学や統計学もしくは疫学を勉強する人を読者に想定して作成しました．これまでに私が関わったこの手の本では，挿絵を除く文章や図表などのすべてを，統計学を専門とする私が，もしくは，私を含めた複数の統計学の専門家が担当していました．しかしながら，この本では，文章は私が，全体の構成や大まかなイラストの構図はビーコム社の島田さんと私が，イラストはタラジロウさんが担当しています．私だけが統計学の専門家でほか2人は，統計学のど素人なのです．ですから，何をするにでも，まずは私が読者に伝えたいことを2人に理解してもらわないといけないわけです．いやもう何が大変って，これが面倒な作業でして…．私が「これで正しく理解できるだろう」と思って説明しても，島田さんには異なる形でその内容が理解され，それがタラジロウさんに伝わり，できあがったイラストが私の思うものとは違ったものになっているってことは多々ありました．その都度「いや，そうじゃなくてぇ～」「えっ．あの説明だとこうなっちゃいますよぉ～」，「じゃぁ～この説明でどうだぁ～」「あぁ～，なるほどぉ」……．こうしたやりとりを通してたどり着いた文章やイラストによってできているのがこの本なのです．ですから，わかりやすくて当然!! あえて詳細な記述をしなかったところもありますが，わかりにくいよりいいでしょう？ってことで許してください．さらに，なるべく文字を少なくしました．執筆を始めたころは図鑑のつもりでしたから…．

もちろん数式も極力最小限にとどめました．楽しんで，医療統計学に触れてもらえれば幸いです．

　さて，このイラストだらけの本は3つのパートに分かれています．まずは，統計学の基本を学ぶ基本編．ここで集団を対象にするときの考え方，データや統計手法の種類などの基本事項を学びます．続いて，因果推論編．医療分野において多くの人が抱く興味の問題は「因果関係の問題」といって間違いないでしょう．「治療で症状が改善する？」とか「ある生活習慣で病気になりやすくなる？」とか…．ここでは因果関係を裏付けるための研究方法などを学びます．最後に，実践・発展編．ここで，データの収集や統計解析の進め方，統計手法などを具体的に学びます．また，率を取り扱う少し難しい統計解析方法や理論を紹介します．

　さぁ〜準備はできましたか？ ではでは，楽しんでこのイラストだらけの本を眺めてください!!

　最後になりますが，この本の作成に関わられたすべての皆様にこの場をお借りしてお礼申し上げます．私にこの本の出版の機会を与えてくれました羊土社様，ありがとうございます．私の原稿が遅れたせいで追い込み作業を余儀なくされたビーコム社の皆様，ありがとうございます．かわいすぎるイラストを作成してくれたタラジロウさん，常に寄り添ってくれたビーコム社の島田さん，2人のお力添えなくしてこの本は存在し得ませんでした．本当にありがとうございました．

2017年2月

比江島 欣慎

プロローグ——本書の物語設定

架空の病気の調査研究を題材にストーリー仕立てで楽しく統計を学べます．

チェケラ町には地域特有の奇病「プルプル病」があった．

チェケラ町の風土病プルプル病の考察〈要約版〉

【背景】
2000年頃よりチェケラ町地域で多く報告される奇病．発症するまでに何の兆候もない．多くの場合，持続性のしゃっくり（吃逆），上下の唇のはれなどが症状としてみられ，近年罹患者は増加傾向にある．

【症例】
40歳独身男性．生来健康であったが某年○月，居酒屋「らっちょの舞」での合コン時に突然発症．飲み放題の2時間，しゃっくりが続き（持続性しゃっくり，慢性しゃっくり），夜間に救急搬送された．血液検査の結果，プル血球数240の高値を示した．ベッドにて安静後症状は収まったため以後3カ月ごとの定期受診．現在3年経過．不定期にしゃっくりを起こすが，そのほとんどが軽症で自然治癒．唇厚も徐々に改善されている．引き続き経過観察中．

【考察】
発症リスクを上げる因子として①加齢，②乳幼児期にラッチョ肝油を摂取していない，などがあげられる．また女性より男性のほうが発症率が高いことも明らかになっている．喫煙との因果関係は認められるが，巷で特効薬と話題になっている健康食品「ケラ汁」との因果関係は明らかになっていない．症状を抑える治療薬も数社で開発中，本年より臨床試験段階に入っている．

【結論】
プルプル病は主に血液検査で鑑別される．未発症でもプル血球数が220以上の高値を示した場合は喫煙習慣などの生活指導をする．定期健康診断の際にプル血球数の検査も取り入れることを各医療機関で徹底していく必要がある．

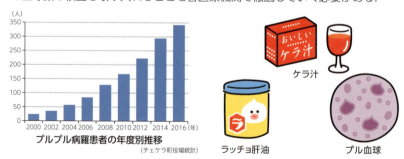

プルプル病罹患者の年度別推移
（チェケラ町役場統計）

ケラ汁

ラッチョ肝油

プル血球

架空の世界の魅力的なキャラクターたちと医療統計ワールドへ出発しましょう！

その「プルプル病」調査に統計解析研究所の博士と助手が立ち上がった．

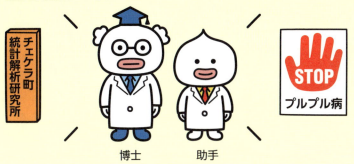

しかし，助手は医療統計学のまったくの初心者….

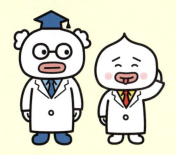

博士が助手に医療統計学のイロハを説きながら調査は進んでいく．

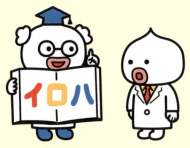

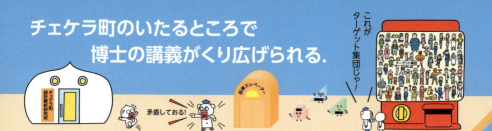

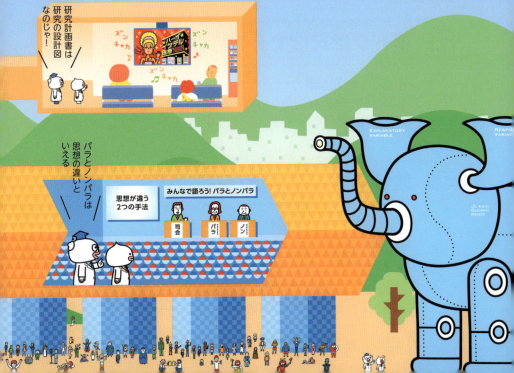

目次

- プロローグ──本書の物語設定 …………………………………………… iv
- 本書の使い方 ……………………………………………………………… xii

基本編

第1章 ターゲット集団の様子が知りたい！ 001

1. 集団の調査方法 ……………………………………………………… 002
2. 参照集団を推測する ………………………………………………… 006

研究NOTE 1 集団を調査する際には ……………………………………… 008
Column 雑誌やウェブサイトの調査結果 ……………………………… 010

第2章 データは尺度で分類される 011

1. 質データと量データ ………………………………………………… 012
2. 3つの重要な尺度 …………………………………………………… 014

確認問題 データの尺度を答えてみよう!! ……………………………… 018

第3章 統計手法の基本は「記述」と「推測」 019

1. 記述統計と推測統計 ………………………………………………… 020
2. 推定と検定 …………………………………………………………… 022
3. 検定の考え方 ………………………………………………………… 026

研究NOTE 2 帰無仮説はなぜ否定形が多いのか ……………………… 030
Column 検定に関する蛇補足 …………………………………………… 032

因果推論 編

第4章 因果関係を示したい！ 033

1. 物事にはすべて「原因」と「結果」がある ……… 034
2. 1人の場合の原因と結果を考える ……… 036
3. 原因と結果を集団で考える ……… 038
4. 標本調査の考え方で推測する ……… 040
5. これがランダム化比較研究だ!! ……… 042

Column ランダム化比較研究の信頼性 ……… 044

第5章 疫学の研究デザイン 045

1. 疫学研究の分類 ……… 046
2. 疫学研究で使われる用語 ……… 050
3. 代表的な疫学研究・その1
   コホート研究 ……… 054
4. 代表的な疫学研究・その2
   ケース・コントロール研究 ……… 058
5. 発展的な疫学研究
   ケース・コホート研究 ……… 062
6. 疫学研究デザインの使い分け ……… 066

確認問題 研究デザインを見抜いて
正しい指標で因果推論してみよう ……… 068

第6章 研究結果は正しいの？ 069

1. 研究結果にズレはつきもの！ ……… 070
2. バイアスは原因によって3つに分けられる ……… 072
3. 交絡バイアスが発生するとき？ ……… 076

Column プラセボと盲検(もうけん) ……… 082

実践・発展 編

第7章 研究計画とデータ分析の準備　083

1. 研究計画の流れ ……………………………………………… 085
2. データ分析の準備 …………………………………………… 090

研究NOTE3　博士と助手のデータ開示 ……………………… 094
Column　統計研究者のひとりごと ……………………………… 096

第8章 分布の様子を知りたいときの分析手法　097

1. データ分析の手順 …………………………………………… 098
2. 名義尺度データの分布の様子を知りたい ………………… 102
3. 連続尺度データの分布の様子を知りたい ………………… 106

Column　パラメトリック手法とノンパラメトリック手法 …… 117

第9章 項目間の関連性を知りたいときの分析手法　119

1. 離散尺度×離散尺度 の場合 ………………………………… 120
2. 連続尺度×離散尺度 の場合 ………………………………… 126
3. 離散尺度×連続尺度 の場合 ………………………………… 128
4. 連続尺度×連続尺度 の場合 ………………………………… 137
5. 多変量解析 …………………………………………………… 145

Column　中間変数（因果のパス上の変数）にご用心 ………… 150

第10章 率を用いた分析方法　151

1. 率と割合って何？ …………………………………………… 152
2. 割合の変化をグラフ化したら ……………………………… 159

- **Follow-up** 推測の方法論と正規分布 ………………… 162

- プルプル病にかかわる調査研究
  研究報告書〈要約〉………………………………… 166
- 「博士と助手の研究データ」
  ダウンロードページへのアクセス方法 ……………… 167
- 適用する主な研究手法早わかりマトリックス図 …… 168
- 確認問題の解答と解説 ……………………………… 170
- 索 引 ………………………………………………… 172

※ 本書に掲載されている人名，地名，団体名，商品名，ならびに調査データなどはすべて創作上のものです．

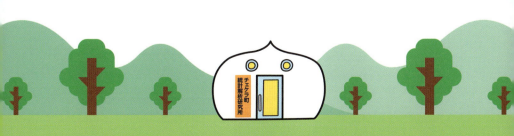

本書の使い方

ストーリー仕立てのイラストをながめながら用語解説を読み進めていくと，章ごとのテーマを理解できます．また，わからない用語を巻末の索引から逆引きし周辺のページを読むことで，より理解を深めることができます．

用語解説
医療統計で使われる用語の意味を簡潔に説明しています．

Check it Out !
とくに覚えておきたい考え方や要点を一言で表しています．

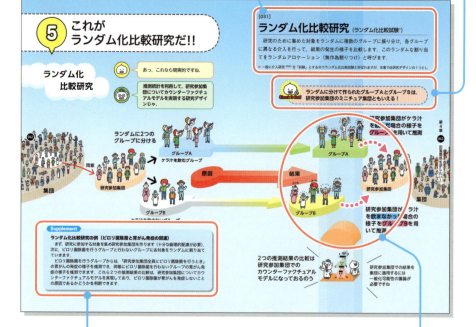

Supplement
臨床現場で用いられる例や，補足説明を記載しています．

統計手法，矢印，尺度などのイラスト表現
矢印の形状や色分けにも意味をもたせています．それぞれの項で説明があるのでイラストから読み解くヒントにしてください．

基本編

第1章

ターゲット集団の様子が知りたい！

ターゲット集団[001]の様子を知るために，調査において対象のデータを集めます．全数調査[002]が実施できればターゲット集団の様子を正確に知ることができます．しかしターゲット集団の対象が多いと全数調査は大変です．そのようなときは標本調査[004]を行い，集められた対象のデータから全数調査を実施した場合の結果を推測します．標本調査では，標本[003]をどのようにして作るかが問題になります．最良の作り方はランダムサンプリング[005]を利用した方法ですが，医療の現場では実施が困難です．多くの場合，ランダムサンプリングを利用せずに標本は作られます．そのような標本調査では，ターゲット集団内に参照集団[006]を想定して，標本のデータから参照集団の様子を推測します．その推測結果から一般化可能性の議論[007]を経てターゲット集団の様子を考えていくことになります．

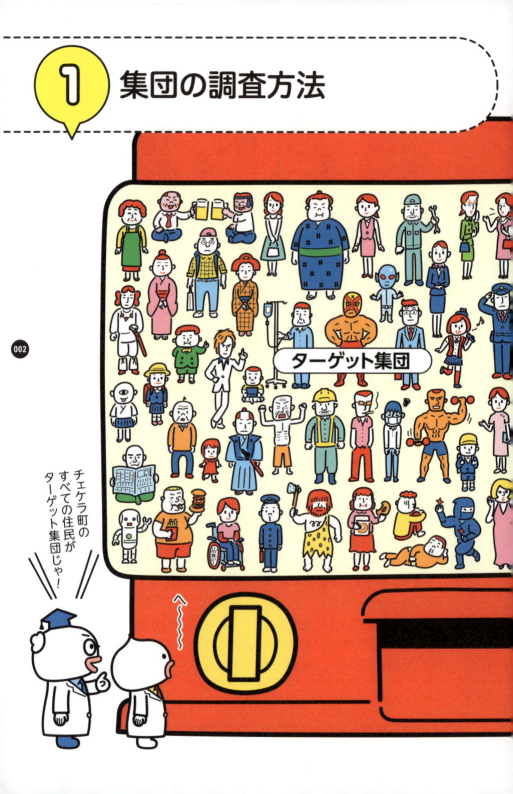

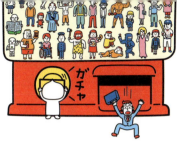

[001]
ターゲット集団 (母集団)

研究や調査において興味の対象となる集団のことです．一般の統計学のテキスト等には母集団と紹介されています．本書では，興味の対象となっていることを強調するためにあえてターゲット集団という言葉を使用します．多くの場合，ターゲット集団の様子を把握することがデータ収集の目的となります．

[002]
全数調査

ターゲット集団のすべての対象からデータを収集する調査方法です．全対象を調べるので，ターゲット集団の様子を正確に把握することができます．
ただし，ターゲット集団の対象が多くなると，調査実施に時間やコストがかかります．

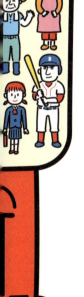
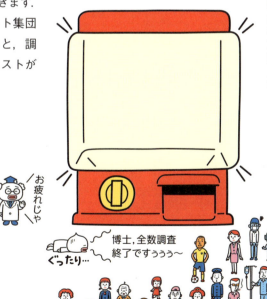

第1章 ターゲット集団の様子が知りたい！

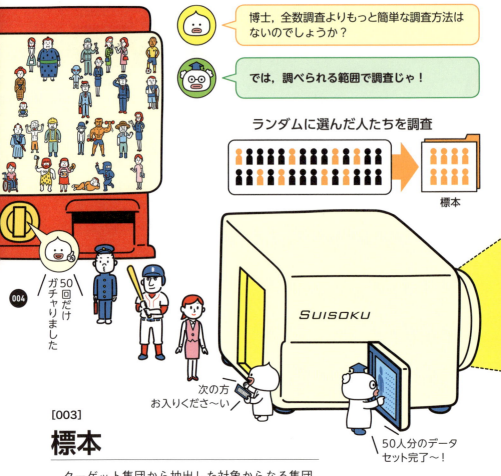

[003]
標本

　ターゲット集団から抽出した対象からなる集団.標本調査におけるデータ収集の対象となる集団.

[004]
標本調査

　ターゲット集団の一部の対象（標本）からデータを収集する調査方法です．もしターゲット集団において全数調査を実施したらどのような結果になるのかを，集めたデータを用いて推測することで，ターゲット集団の様子を把握します．すべての対象のデータをそろえるわけではないので，全数調査に比べると様子の把握は正確ではありませんが，調査実施にかかるコストを抑えることができます．

[005]
ランダムサンプリング（無作為抽出）

標本調査において標本の対象をターゲット集団からランダムに選び出すこと．くじ引きの原理を利用しています．ランダムサンプリングを用いて標本を作ると，できた標本においてターゲット集団の様子が再現されることが期待できます．選び出す対象の数を増やせば増やすほどその再現性が高まります（大数の法則）．

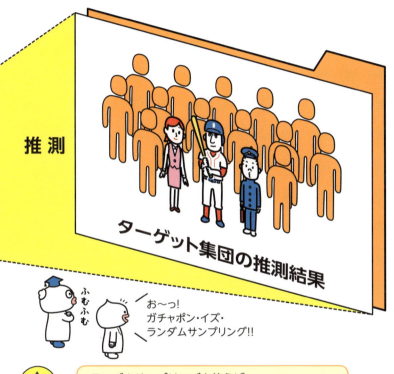

 ランダムサンプリングを使えば全数調査をしなくてすみますよね？

 しかし，ランダムサンプリングができない場合が多いのじゃ．

Supplement
ランダムサンプリングできない事例とは？

人を対象とする研究は対象者から同意を得なければなりません．研究参加に同意しない対象に共通した理由がある場合，研究に参加する対象はランダムに抽出されたとは考えられません．

2 参照集団を推測する

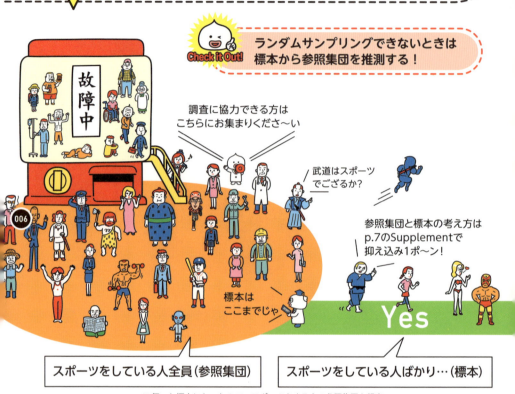

ランダムサンプリングできないときは標本から参照集団を推測する！

[006]
参照集団

　ランダムサンプリングを利用しないでターゲット集団から作られた標本はターゲット集団の偏った一部となってしまいます．そこで，標本と同じ偏りをもった集団をターゲット集団内に想定し，その集団からランダムサンプリングを利用して標本が作られたと便宜的に考えることにします．このターゲット集団内に想定された（偏った）集団のことを参照集団と呼びます．「標本のデータから推測できる集団」と表現するとわかりやすいかもしれませんが，その想定には十分な配慮が必要です．

[007]
一般化可能性の議論

　ランダムサンプリングを利用しないで作られた標本のデータから推測した結果は，あくまでも参照集団での全数調査の結果です．しかし，知りたいのはターゲット集団での全数調査の結果，すなわちターゲット集団の様子です．そこで，ターゲット集団の様子の把握に，参照集団への推測の結果をそのまま，もしくは補正して利用できないかを議論します．この議論を一般化可能性の議論といいます．その際，参照集団に起きている偏りの影響を考慮に入れ，参照集団への推測結果を適切に補正して，ターゲット集団の様子を把握することになります．

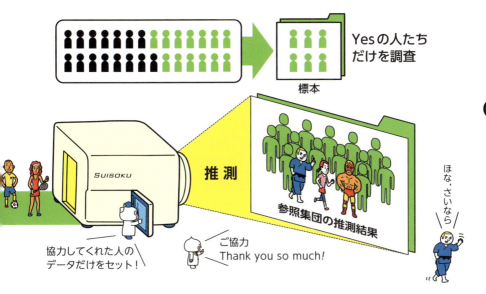

Supplement
一般化可能性の議論が必要な場合

　イラストではガチャマシーンが故障して，標本の対象をチェケラ町の住民からランダムに選ぶことができませんでした．結果的にスポーツをしている人ばかり選ばれた標本ができてしまいました．そこで，チェケラ町のスポーツをしている人全員からなる集団を参照集団に設定して，ひとまず標本のデータから参照集団の様子を推測することにします．チェケラ町のスポーツをしている人の集団への推測結果が出ると，その結果を使ってターゲット集団であるチェケラ町の住民の様子を考えます．

　このようなとき，スポーツをしている人の集団と，その集団を含む住民の違いを考慮しなければなりません．たとえば，体格に関する推測結果を住民の様子の把握に使うときは，その結果を割り引いて考える必要があるでしょう．この議論を一般化可能性の議論といいます．

集団を調査する際には

プルプル病 研究 NOTE 1

博士の講義を受けて助手はさっそくチェケラ町の人々とプルプル病に関するデータを採取することになりました．

 国内を眺めてもプルプル病の発症はわがチェケラ町だけ突出しておる．まさしく風土病じゃな．まず，チェケラ町の人たちのデータを採取してみる必要があるのう．

 チェケラ町の人口は約100万人です．とても1人ひとりにアンケート調査を行うわけにはいきませんね．

 標本調査のなかで一番よいのは，ランダムサンプリングを利用する方法じゃが，ランダムに数百人の標本を集めるのは厳しいのう＊．

 はい．すでに学校や職場など公共機関に協力していただき400人のデータを集めることにしています（観察研究 ➡ p.47）．

 うむ．公務員400人の標本じゃな．ある程度の偏りがあるかもしれんが，チェケラ町の公務員全体でのプルプル病の様子を推測できそうじゃ．その推測結果からチェケラ町の全住民のことを考えることになるのう．それで進めてみよう．

＊ たとえ，電話帳からランダムに400人を選び電話でアンケート調査をし推測をしたとしても，それは電話をもっている人だけの参照集団となりターゲット集団を推測したとはいえません．なおかつ，プライバシーにもかかわる病気に関する調査なので，調査への協力に同意しない人も出てくるでしょう．ランダムサンプリングの実施はなかなか難しいデータ集めといえます．

ターゲット集団（母集団）＝ チェケラ町の全住民 1,000,000人

全数調査をするには多すぎるので不可能．

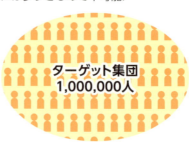

そこで400人の標本をとることにしました．

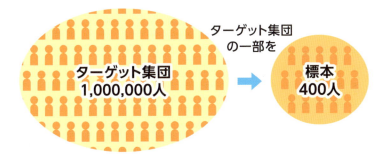

標本は，ランダムサンプリングとそうではない2つのとり方がありますが，

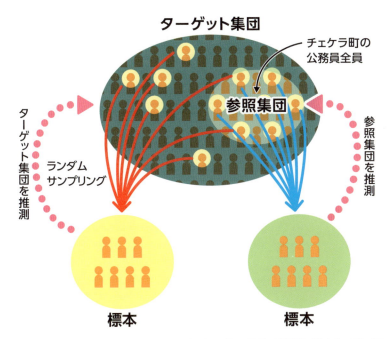

チェケラ町の公共の職員に協力してもらい400人の参照集団のデータを採取しました．

※ 助手の研究データはp.94〜95に一部掲載しています．

Column　雑誌やウェブサイトの調査結果

雑誌やウェブサイトで独自に行った調査結果を公表しているのをよくみかけます．こうした結果を眺める際に本章で学んだことを活用してください．

たとえば，女性向けファッション雑誌の恋愛や結婚についての特集記事で，独自調査の結果が掲載されていたとしましょう．多くの場合，このような調査のターゲット集団には，恋愛や結婚に興味をもつ女性（ターゲット集団）が設定されています．よって，特集の調査結果を読んだ人は，恋愛や結婚に興味をもつ女性たちの様子，つまりターゲット集団をイメージすることでしょう．果たして掲載された結果はターゲット集団の様子を推測しているでしょうか？　もし，独自調査が読者を対象にしていたらどうでしょう．この場合，標本はこの雑誌の読者からサンプルして作ったことになります．したがって，掲載された結果は雑誌の読者から作られた標本の様子を表しており，これらの結果から推測されるのは，恋愛や結婚に興味をもつ雑誌読者集団（参照集団）ということになります．

このように，ターゲット集団の様子を考える場合には，雑誌を購読するのはどのような人たちなのかを考えながら参照集団をイメージし，ターゲット集団と参照集団の間にどのような違いがあるかを考えながら，ターゲット集団の様子を掲載された結果から想像することになります．

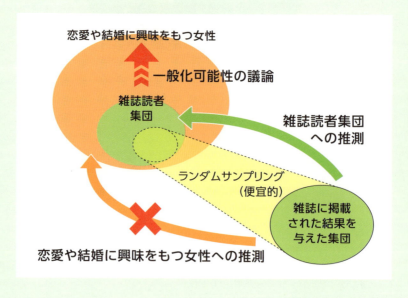

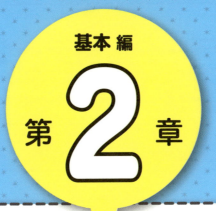

基本編 第2章

データは尺度で分類される

データは大きく2つに分類されます．まずは，**質データ**[008]と**量データ**[009]に分けられ，前者を取り扱う研究を**質的研究**[010]，後者を取り扱う研究を**量的研究**[011]と呼びます．本書では量データと量的研究を取り扱います．量データは，さらに尺度という観点で**連続尺度データ**[012]と**離散尺度データ**[015]に分けられ，さらに前者は**間隔尺度データ**[013]と**比例尺度データ**[014]に，後者は**順序尺度データ**[016]と**名義尺度データ**[017]に分けられます．統計解析手法の適用を考えるとき，興味の項目が，連続尺度データ，順序尺度データ，名義尺度データのいずれの尺度で測定されているのかが重要なカギとなります．

1 質データと量データ

尺度は分析方法を選択する基準になる

尺度とは，寸法やそれを計る道具という意味じゃ．
ここでは「データを判断する基準」と覚えておけばよかろう．

● 尺度de健康診断

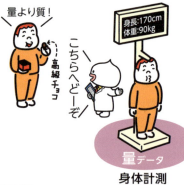
身体計測　　採尿

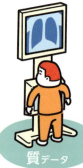
胸部X線

[008]
質データ

　そのままでは，数えたり，計算したりできないもの．インタビューや画像データなどが該当します．

[009]
量データ

　そのままで，数えたり，計算したりできるもの．性別や身長，体重のデータなどが該当します．

[010]
質的研究

　質データを主に取り扱う研究．データの収集や分析に研究者の主観が入りやすいため，すべての作業において客観性をいかに維持するかが重要です．研究の実施には豊富な経験，知識，スキルが必要になります．

[011]
量的研究

　量データを取り扱う研究．一度データがとられるとその処理（データ分析）には研究者の主観は入りにくいですが，適切な処理方法（分析方法）の選択が必須になります．本書が対象にしている研究です．

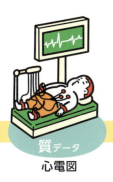
質データ
心電図

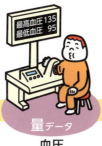

量データ
血圧

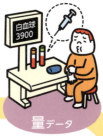
量データ
採血

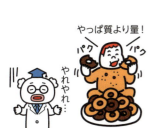

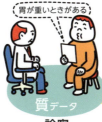
質データ
診察

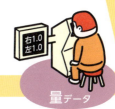
量データ
視力

2 3つの重要な尺度

[012]
連続尺度データ

　数値で測定され，かつその数値の大小が何かの程度を示しているデータ．連続尺度データは，間隔尺度データと比例尺度データに分けられ，その多くは比例尺度データです．

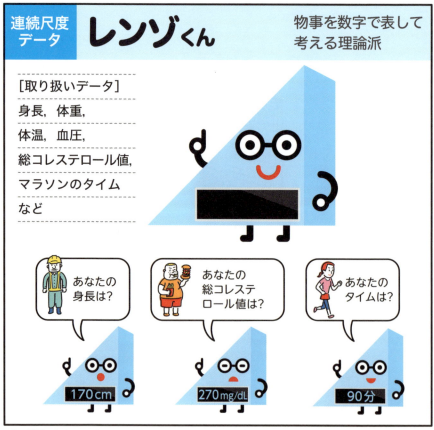

注意　識別のためにふられている番号などは，その番号の大小が何かの程度を表しているわけではないので，連続尺度データではありません．

連続尺度データは，さらに以下の2つに分かれるぞ．

[013]
間隔尺度データ

　絶対的な0点（原点）をもたない数値で表現される連続尺度データ．摂氏，華氏などの気温のデータなど．

[014]
比例尺度データ

　絶対的な0点（原点）をもつ数値で表現される連続尺度データ．身長，体重，赤血球数など．間隔尺度データの差のデータは比例尺度データとなります．

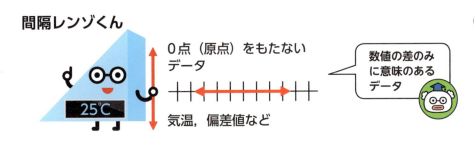

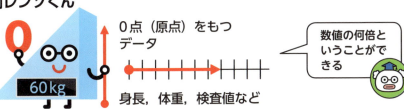

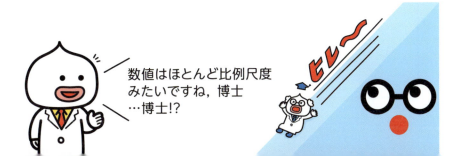

数値はほとんど比例尺度みたいですね，博士…博士!?

離散尺度データ

[015]

　選択肢（カテゴリ）から該当するものを選ぶかたちで測定されるデータ．連続する数値ではなく離散したカテゴリで測定されるため離散尺度データ（カテゴリカルデータ）と呼ばれます．離散尺度データは，選択肢の状況によって，順序尺度データと名義尺度データに分けられます．

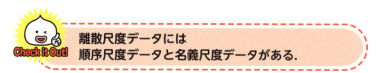

離散尺度データには
順序尺度データと名義尺度データがある．

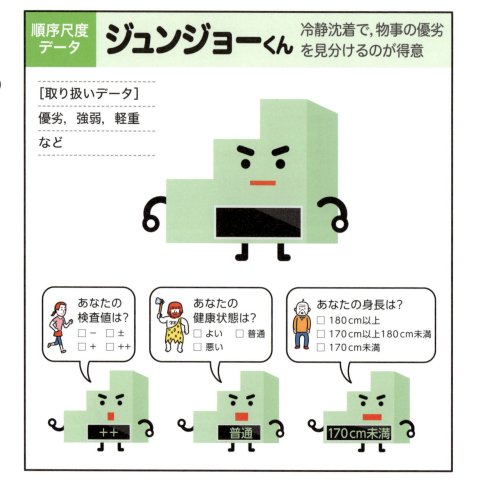

[016]
順序尺度データ

明確な順序性をもつ3つ以上の選択肢から該当するものを選ぶ形で測定されるデータ.

[017]
名義尺度データ

明確な順序性をもたない選択肢や2つしかない選択肢から該当するものを選ぶ形で測定されるデータ.

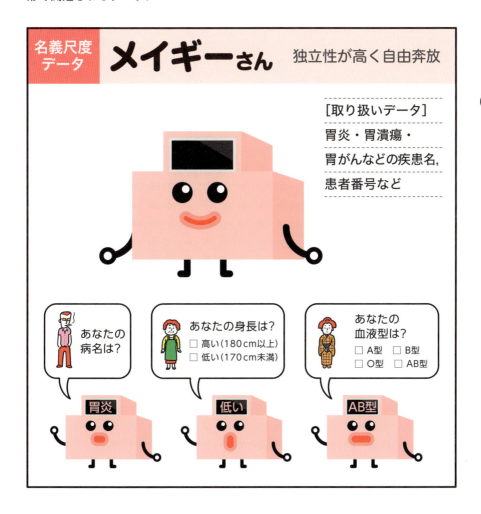

確認問題

データの尺度を答えてみよう!!

問題1 データの入力作業や分析手法を選択する際には，各調査項目のデータ尺度が連続尺度，順序尺度，名義尺度のいずれであるかを判定することはとても重要です．以下に，助手が分析を担当する研究データ（第8章以降）の一部を示しますので，各調査項目の尺度を解答欄に記入してください．

対象者番号	性別	年齢	血液型	喫煙習慣	ラッチョ肝油習慣	ケラ汁	プルプル病	プル血球数
1	女	51	A型	ない	かなりあった	飲んでいる	未発症	221
2	男	54	B型	かなりある	なかった	飲んでいる	発症	233
3	男	47	O型	ある	あった	飲んでいない	発症	237
4	女	49	AB型	ない	あった	飲んでいる	未発症	218
5	女	41	O型	ない	なかった	飲んでいない	未発症	220
．	．	．	．	．	．	．	．	．
．	．	．	．	．	．	．	．	．
．	．	．	．	．	．	．	．	．

解答欄

対象者番号：＿＿＿＿＿＿＿＿＿＿　　性　　別：＿＿＿＿＿＿＿＿＿＿

年　　齢：＿＿＿＿＿＿＿＿＿＿　　血液型：＿＿＿＿＿＿＿＿＿＿

喫煙習慣：＿＿＿＿＿＿＿＿＿＿＿＿＿＿＿＿＿＿＿＿＿＿＿＿＿＿＿＿

ラッチョ肝油習慣：＿＿＿＿＿＿＿＿＿＿＿＿＿＿＿＿＿＿＿＿＿＿＿＿

ケ　ラ　汁：＿＿＿＿＿＿＿＿＿＿＿＿＿＿＿＿＿＿＿＿＿＿＿＿＿＿＿

プルプル病：＿＿＿＿＿＿＿＿＿＿＿＿＿＿＿＿＿＿＿＿＿＿＿＿＿＿＿

プル血球数：＿＿＿＿＿＿＿＿＿＿＿＿＿＿＿＿＿＿＿＿＿＿＿＿＿＿＿

※ 解答と解説は巻末（p.170）

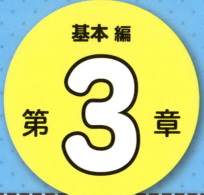

第3章 基本編

統計手法の基本は「記述」と「推測」

統計手法には大きく分けて**記述統計**[018]と**推測統計**[019]があります．全数調査では記述統計手法が，標本調査では記述統計手法と推測統計手法の両方が用いられます．記述統計手法には集団の様子を視覚的に記述（表現）するグラフを用いた手法や数値的に記述する計算による手法があります．推測統計手法には集団の様子を具体的な数値で推測する**推定**[020]と仮説を利用して推測する**検定**[021]の2つのアプローチがあります．

1 記述統計と推測統計

[018]
記述統計

調査においてデータを与えてくれた集団の様子を表現する手法．データを与えてくれた集団とは，全数調査ではターゲット集団を，標本調査では標本を指します．調査の目的はターゲット集団の様子を把握することですから，全数調査では記述統計手法のみでその目的を達成できます．しかし，標本調査では記述統計手法のみではその目的を達成できません．

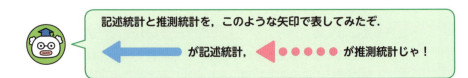

記述統計と推測統計を，このような矢印で表してみたぞ．
⬅ が記述統計，⬅••••• が推測統計じゃ！

● 全数調査

データをとるという意味じゃ

全数調査の場合は記述統計だけでよいんですね

[019]
推測統計

　標本調査において標本のデータからターゲット集団（ランダムサンプリングあり），または参照集団（ランダムサンプリングなし）の様子を表現する手法．そのアプローチには，推定（p.22）と検定（p.23）の2種類があります．

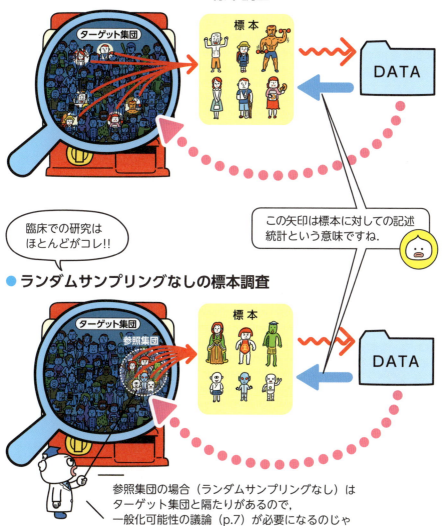

② 推定と検定

[020]
推定

標本のデータを用いて，ターゲット集団または参照集団全員を調べたときにわかる値を具体的な数値として表現すること．1つの数値で表現する場合を点推定，区間で表現する場合を区間推定といいます．区間推定の場合は，推定した区間がどのくらいの確率で知りたい値を含んでいるかをあわせて提示します．

　日本人の平均身長が知りたいとき，すべての人を調べるのはたいへんなので，標本をとることになりますね．

そうじゃ．標本から平均身長を数字で表すのが推定じゃ．

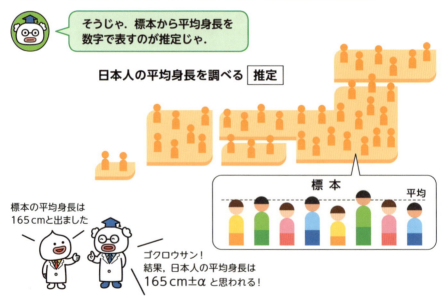

日本人の平均身長を調べる　推定

標本の平均身長は165cmと出ました

ゴクロウサン！結果，日本人の平均身長は165cm±α と思われる！

　±αっていうのは，何ですか？

　調査したのはあくまでも標本なので，日本人の平均身長が165cmとはいえんな．だから±αの幅をもたせている．165－αcmから165＋αcmと表現するのが区間推定なんじゃ．

[021]
検定

標本のデータを用いて，ターゲット集団または参照集団全員を調べたときにわかることについて想定した仮説が誤っているかどうかを判定すること．判定は背理法（p.24）の手続きにしたがって行われ，確率をその判定材料に用います．

まず仮説を立てる．次に標本を調べて仮説が誤っているかどうかを判定するんじゃ．

「チェケラ町住民の平均身長は165cmである」という仮説ですね．

仮説が誤っているかどうかを確かめる　検定

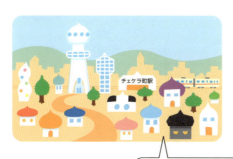

仮説
チェケラ町住民の平均身長は165cmである

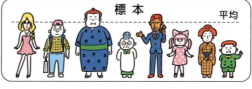

仮説が誤っているかどうかを確率で判定するのが検定．

「チェケラ町の平均身長は165cmである」という仮説が正しいときに，標本の人たちから収集したデータがどのくらいの確率で得られるのか計算してみる．その確率が低ければ，チェケラ町すべての人たちの平均身長が165cmという仮説はおかしい，という判断をする．

確率を使って，どうやって判断するのかよくわかりません．

そうじゃな．その判断の仕方を解説するぞ．その前に背理法と確率の解説じゃ．

[022]
背理法

　観察の結果から仮説が誤っているかどうかを判定する手続き．観察結果と仮説が矛盾していたら仮説を否定します．矛盾していなければ仮説の判定を保留にします．この方法は，裁判など多くの場面で採用されています．

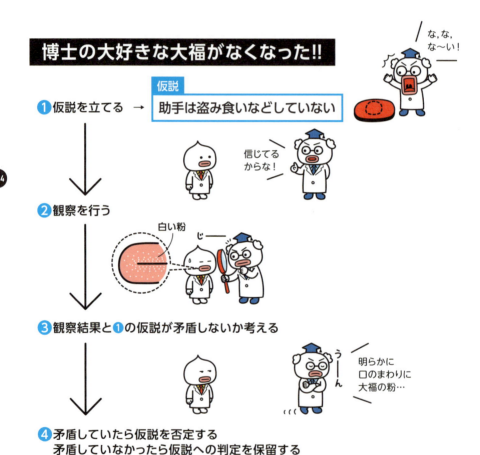

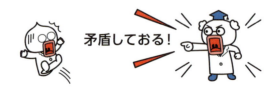

確率

　ある想定のもとで，出来事（現象）が起こる確からしさを数値化したもの．すべての起こりうる出来事の確率の和は１（100％）になります．想定なしに確率を求めることはできません．たとえば，サイコロで１の目が出る確率は，どの目も均等に出るという想定のもとで1/6（0.166…）です．人は確率にしたがって物事の判断をすることがあります．起こる確率が高い出来事については起きたことに疑いをもちませんが，確率が低い出来事については起きたことに疑いをもちます．

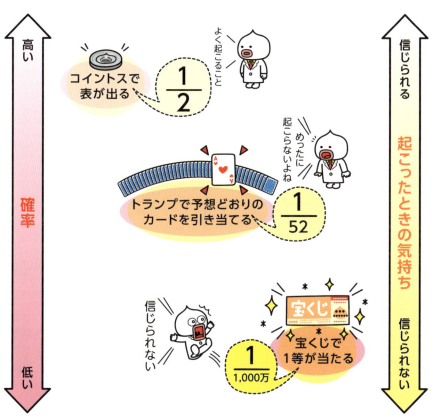

「宝くじで大金が当たった」と聞くと，たいていは当たったことを疑うじゃろ．これは，大金が当たる確率がすごく低いと考えているからじゃ．この確率にしたがった判断が検定には重要なんじゃ．

③ 検定の考え方

ここで検定の考え方を整理しておくぞ．背理法と比較してみていくことにする．

上段がさっきの背理法の流れで，下段が検定の流れですね．

背理法

❶ 仮説を立てる

仮説
助手は盗み食いなどしていない

❷ 観察する

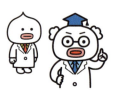

検定

❶ 仮説を立てる

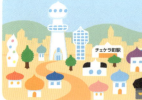

帰無仮説
チェケラ町住民の平均身長は165cmである

❷ 一部の住民（標本）を集め身長を測る

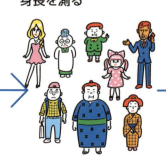

調査に同意してくれたチェケラ町住民の皆さん

[024]
帰無仮説

　ターゲット集団または参照集団全員を調べたときにわかることについて立てる仮説．確率計算の想定にも用いられるため，帰無仮説は集団の状態を1つに固定するように立てる必要があります（p.30参照）．

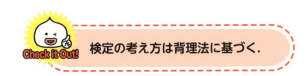

検定の考え方は背理法に基づく．

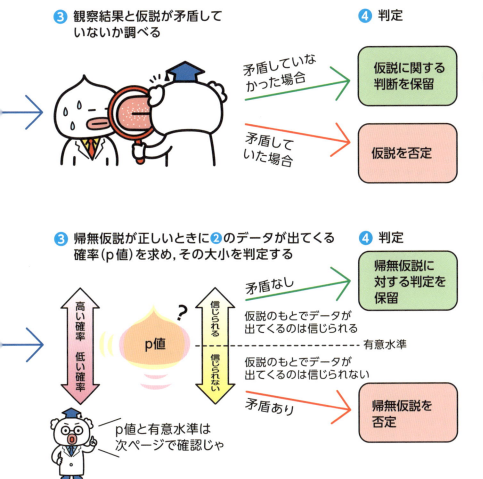

[025]
p値

　ターゲット集団または参照集団に帰無仮説のような状態を想定したときの手元のデータが出現する確率（のようなもの）．この確率（数値）が小さいときは，「帰無仮説のような参照集団から手元のデータが出てきたなんて信じられない」と解釈でき，データと帰無仮説が矛盾していることを示します．逆に大きいときは「帰無仮説のような参照集団から手元のデータが出てきてもおかしくない」と解釈でき，データと帰無仮説が矛盾していないことを示します．

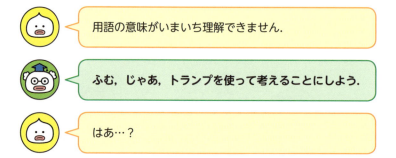

用語の意味がいまいち理解できません．

ふむ，じゃあ，トランプを使って考えることにしよう．

はあ…？

❶「博士はマジシャンではない」と仮説を立てる

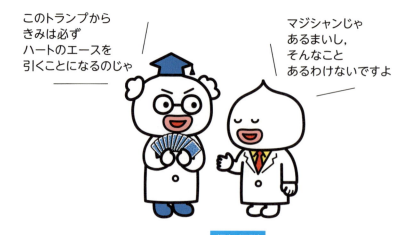

このトランプから
きみは必ず
ハートのエースを
引くことになるのじゃ

マジシャンじゃ
あるまいし，
そんなこと
あるわけないですよ

助手は次の帰無仮説を立てた．

帰無仮説
博士はマジシャンではない

[026]
有意水準

　p値の大小を判定するために用いられる基準．有意水準は客観性を保持するため検定を実施する前に決めておきます．医療分野では一般的に0.05（5％）が用いられます．

❷ トランプを引いて観察する

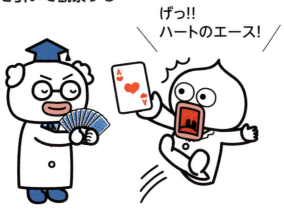

❸ 帰無仮説の判断

　「博士はマジシャンではない」のもとで博士の宣言どおりにハートのエースが引かれる確率（p値）を計算する．トランプの枚数は52枚なので，

　p値は 1/52 ＝ 0.019…

❹ 判定

　p値を小さいと感じれば，「博士はマジシャンではない」という仮説を否定する．
つまり，博士はマジシャン（何かタネがあるはずだ!!）．
　大きいと感じれば，仮説についての判断を保留する（たまたまだよ！）．

確率を利用した判断って意外と無意識にやってますね．
少し検定が身近に感じられるようになりました．

みんな日常生活のなかで気づかないうちに自分の経験や知識から仮説を立てて，物事が起こる確率を出して判定しているのじゃよ．

研究NOTE 2　帰無仮説はなぜ否定形が多いのか

　博士と助手のプルプル病に関するデータ収集が始まっています．しかし，助手は，検定を行うための仮説の立て方について早くもつまずいています．

 なぜ仮説はいつも否定するかたちなんでしょうか？

 その理由は検定が確率で判断するからじゃ！

 はっ…？ 帰無仮説と確率で判断することはわかるのですが…．

 では「差がある」と「差がない」を考えるのじゃ．差がないというのは「0」，差があるというのは0以外1でも2でも3でも差があるといえるのう．確率計算を行う場合は想定が必要になるんじゃが，この想定が1点を表している必要があるのじゃ．

 「差がない」は0の状態だから1点，「差がある」は複数の状態だから1点ではないということですか？

 そうじゃ．だから帰無仮説は「差がない」つまり「差が0」と仮説を唯一1点だけにしておくのじゃ．こうしておけば確率計算が可能になり，p値が有意水準より大きいか小さいかで明らかに判断できるというしくみじゃ．

 ああ，それが状態を1点に固定しておく，という意味なんですね．

帰無仮説は「差がない」という状態に設定する

差がない　●　0

差がある　{ ● 4 / ● 3 / ● 2 / ● 1 / ● −1 / ● −2 / ● −3 }

今，わしのほうは，チェケラ町立病院の医師と患者さんに協力してもらい，50人のプルプル病発症者のデータを集めておる（介入研究➡p.47）．

そのデータから，どんな仮説を立てて何を調べようとしているのですか？

そうじゃな．何を調べたいかによって，採取するデータも違ってくる．プルプル病の症状はどんなだったかな？

はい．持続性のしゃっくりと，唇が厚くなることが代表的な症状です．

うむ．いま開発中の治験薬「ハレヒーク」「ウスビル」の両薬に効果があるのかを調べようとしている．両方の薬の服用前後での唇厚の変化についてデータを採取しておるところじゃ．

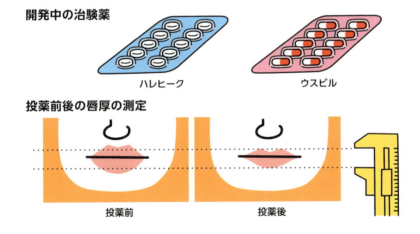

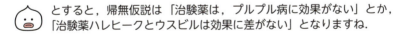とすると，帰無仮説は「治験薬は，プルプル病に効果がない」とか，「治験薬ハレヒークとウスビルは効果に差がない」となりますね．

まあ，そんなところじゃ．帰無仮説を前提に計算結果から判断するのは8章以降でじっくりとな．

※ 博士の研究データはp.94〜95に一部掲載しています．

Column 検定に関する🐍補足

　検定の帰無仮説について少し補足しておきます．本章で解説したとおり，検定では背理法の考え方を採用しています．すでに読者の方はお気づきでしょう．主張したいことがあれば，その逆を帰無仮説において検定を行い，帰無仮説が否定されれば，主張したいことを主張できると…．ただ，そう簡単な話ではないのです．検定における帰無仮説の役割は，いまお話しした「背理法の仮説」ともう1つ「データが出現する確率を計算するための想定」とがあります．確率の計算を可能にするためには，状況を1つに固定するような想定が必要です．たとえば，コイン投げを例にとると，「表も裏も均等に出る」という想定は「表の出る確率が1/2，裏の出る確率が1/2」と状況を1つに固定していますが，「表が出やすい」や「裏が出やすい」という想定は「表の出る確率が1/2より大きい」，「裏の出る確率が1/2より大きい」と状況を1つに固定できていません．2回続けて表の出る確率を計算する場合，「表も裏も均等に出る」という想定では1/4ですが，「表が出やすい」や「裏が出やすい」という想定では計算できません．検定では，「差がない」とか「差がある」といった話をよくします．「差がない」は「差が0」という1つの状況を表現していますが，「差がある」は「差が0ではない」という複数の状況をまとめて表現しています．よって，「差がない」は帰無仮説に設定できますが，「差がある」は設定できないことになります．つまり，検定では「差がある」は主張できますが，「差がない」は主張できないということになります（特別な方法を使えばできないわけではありません）．

　この章では紹介しませんでしたが，帰無仮説が否定されたときに採用される仮説のことを対立仮説といいます．さきほどの「差がない」を帰無仮説においた検定を例にとれば，「差がある」が対立仮説になります．対立仮説はしばしば方向性をもつことがあります．たとえば，2つの参照集団A，Bの平均値を比較する場合，「差がある（Aの平均とBの平均は異なる）」には「Aの平均のほうがBの平均より大きい」と「Bの平均のほうがAの平均より大きい」と平均の異なり方に2つの方向が考えられます．「Aの平均のほうがBの平均より大きい」や「Bの平均のほうがAの平均より大きい」のように，どちらか一方の方向を示す仮説を対立仮説に置く検定を片側検定，「差がある（Aの平均とBの平均は異なる）」のように方向性をもたない（両方の方向を表す）仮説を対立仮説に置く検定を両側検定といいます．

因果関係を示したい！

医療分野の多くの興味は**因果推論**[027]の枠組みのなかにあります．たとえば，治療の効果を示すことを例にとると，原因として治療を，結果として症状改善を設定して，それらの間に関連性があるかどうかを考えます．

2つの事象の間に因果関係があることを示す方法には，**演繹**[028]による方法や**帰納**[029]による方法が古くからあります．医療分野では，**カウンターファクチュアルモデル**[030]の考えを基本にした**ランダム化比較研究**[031]が，治療と症状改善の因果関係を示す際にはよく用いられます．

1 物事にはすべて「原因」と「結果」がある

[027]
因果推論

演繹

　2つの事象について「原因」とその「結果」であるという関係があるかどうかデータをもとに推論すること．原因と思われる事象が結果と思われる事象を引き起こしているのかどうか明らかにする研究ともいえます．疫学研究や医療経済学研究，医療政策研究など多くの科学的研究の興味の中心は因果推論です．

 ここからは，プルプル病の予防になると噂されている健康食品「ケラ汁」とその効果について因果推論していくぞ．唇のはれや持続性しゃっくりが出るか出ないかでプルプル病の予防効果を判断するぞ．

 原因はケラ汁を飲む．結果はプルプル病の症状が出るか出ないかですね．

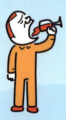

ケラ汁を飲む　　原因

推論には
演繹的推論と
帰納的推論があるのじゃ

[028]
演繹
えんえき

> 帰納

　一般的・普遍的な前提から個別の現象を説明すること．因果推論では，原因から結果までのパス（段階）を論理的に示すことで因果関係を説明します．たとえば，花粉症の薬を飲むと体の中で薬が作用して花粉症の症状が治まるまでの作用機序，疾病の発生メカニズムなどは演繹的な説明といえます．

[029]
帰納

　個別の現象から一般的・普遍的な理論を導き出すこと．たとえば，あるジュースを飲む人を観察し，その多くが花粉症の症状が治まったことから，そのジュースに花粉症を抑える効果があるのではと考えるのが帰納にあたります．

演繹では，真偽が確認できていない誤った前提を用いていたとすると，得られた因果関係は正しいとはいえないのう．また，帰納では新たな観察によってこれまでの共通性を乱すような結果が出ると，それまで考えていた因果関係は誤っていたことになるのう．

演繹や帰納で因果関係をはっきりさせるのは難しいんですね．

結果

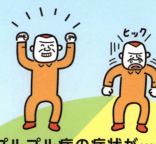

プルプル病の症状が…
出ない　出る

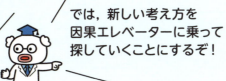

じゃあ，演繹や帰納の代わりに因果関係をはっきりさせる方法を教えてください

では，新しい考え方を因果エレベーターに乗って探していくことにするぞ！

因果エレベーター

2 1人の場合の原因と結果を考える

カウンターファクチュアルモデル
1人の場合

さっきと違うのは，ケラ汁を飲む場合と飲まない場合を比較しておる点じゃ

ケラ汁を飲む

原因

ケラ汁を飲まない

ケラ汁を飲んで症状が出ていないのであれば，ケラ汁が効いていますね．

もし，ケラ汁を飲んでいなくても症状が出ないとすると，ケラ汁が効いたとはいえんぞ！

飲む場合と飲まない場合を比較しないとはっきりしないのか〜でも1人だと両方観察できませんよ

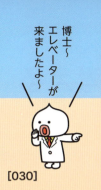
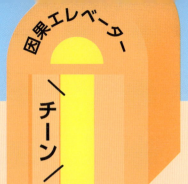
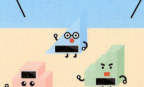

[030]
カウンターファクチュアルモデル（反実仮想模型）

　同一対象もしくは同一集団に対して，原因がある場合とない場合の結果を同時に観察し，それらの観察結果を比較することで因果推論を行うモデル．実際にはできない観察を想定して因果を考えるのでこのような名前がついています．また，このモデルを最初に提唱した研究者の名前から「ルービンの因果モデル」とも呼ばれます．

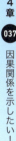

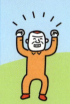

プルプル病の症状が出ない

結果

プルプル病の症状が出る

ケラ汁とプルプル病の因果推論

		飲まない場合	
		症状が出ない	症状が出る
飲む場合	症状が出ない	効かなかった 因果関係なし	効いた 因果関係あり
	症状が出る	効かなかった（悪化） 因果関係なし	効かなかった 因果関係なし

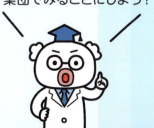

③ 原因と結果を集団で考える

カウンターファクチュアルモデル
集団の場合

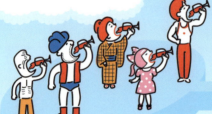

集団全員がケラ汁を飲んだ場合じゃ．

全員がケラ汁を飲む場合

原因

全員がケラ汁を飲まない場合

しかし，この考え方も1人の場合と同じ矛盾が生じておるぞ．

そうですね．同じ人たちで飲んだ場合と飲まなかった場合を同時に調べることはできません．

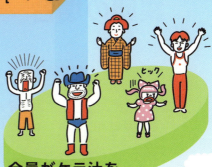

4 標本調査の考え方で推測する

カウンターファクチュアルモデル
集団の場合

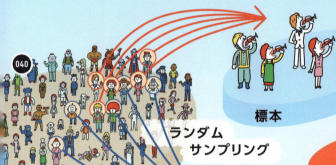

ケラ汁を飲んだ標本の様子じゃ．

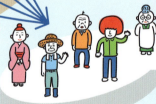

ケラ汁を飲まなかった標本の様子じゃ．

研究参加の同意をとることなどを考えるとランダムサンプリングは現実的ではないですね．

うむ，そうじゃな．
もっと現実的な方法があるのじゃ．

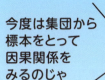
今度は集団から標本をとって因果関係をみるのじゃ

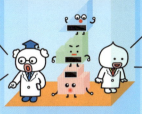
集団の様子がみえてきそうです

集団全員がケラ汁を飲んだ場合の様子を標本を用いて推測

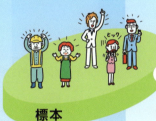
標本

第4章 因果関係を示したい！

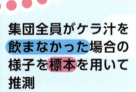
集団

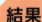
結果

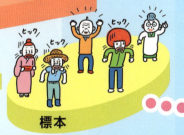
標本

集団全員がケラ汁を飲まなかった場合の様子を標本を用いて推測

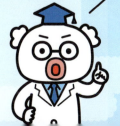
2つの推測結果の比較は集団全員がケラ汁を飲んだ場合と飲まなかった場合の比較になっておるのう

集団でカウンターファクチュアルモデルが成立するのじゃ

5 これがランダム化比較研究だ!!

ランダム化比較研究

あっ，これなら現実的ですね．

推測統計を利用して，研究参加集団についてカウンターファクチュアルモデルを実現する研究デザインじゃ．

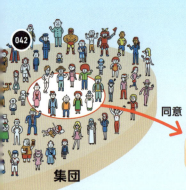

集団 → 同意 → 研究参加集団 → ランダムに2つのグループに分ける

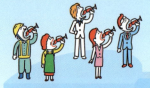
グループA
ケラ汁を飲むグループ

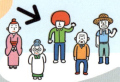
グループB
ケラ汁を飲まないグループ

原因

Supplement

ランダム化比較研究の例（ピロリ菌除菌と胃がん発症の関連）

　まず，研究に参加する対象を集め研究参加集団を作ります（十分な倫理的配慮が必要）．次に，ピロリ菌除菌を行うグループと行わないグループに各対象をランダムに割り当てていきます．
　ピロリ菌除菌を行うグループからは，「研究参加集団全員にピロリ菌除菌を行うとき」の胃がんの発症の様子を推測でき，同様にピロリ菌除菌を行わないグループの胃がん発症の様子を推測できます．これら2つの推測結果の比較は，研究参加集団についてカウンターファクチュアルモデルを実現しており，ピロリ菌除菌が胃がんを発症しないことの原因であるかどうかを判断できます．

[031]
ランダム化比較研究（ランダム化比較試験*）

研究のために集めた対象をランダムに複数のグループに振り分け，各グループに異なる介入を行って，結果の発生の様子を比較します．このランダムな割り当てをランダムアロケーション（無作為割りつけ）と呼びます．

* 一般に介入研究[036]を「試験」とするのでランダム化比較試験と呼ばれますが，本書では研究デザインの1つとして紹介するのでランダム化比較研究とします．

ランダムに分けて作られたグループAとグループBは，研究参加集団のミニチュア集団ともいえる！

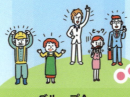
研究参加集団がケラ汁を飲んだ場合の様子をグループAを用いて推測

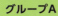

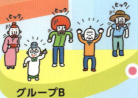
研究参加集団がケラ汁を飲まなかった場合の様子をグループBを用いて推測

2つの推測結果の比較は研究参加集団でのカウンターファクチュアルモデルになっておるのう

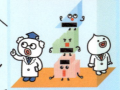
研究参加集団での結果を集団に適用するには一般化可能性の議論が必要ですね

Column　ランダム化比較研究の信頼性

　本章で紹介したランダム化比較研究（試験）は研究参加集団についてカウンターファクチュアルモデルを実現できる研究デザインです．ターゲット集団での因果推論に研究結果を適用する場合は一般化可能性の議論が必要になりますが，カウンターファクチュアルモデルを実現できているという点で，因果推論に関して良質のエビデンスを研究結果として与えると考えられています．

　さまざまな領域・分野で数多くのランダム化比較研究が実施され，その結果が公表されています．しかしながら，ランダム化比較研究の形態をとってはいるものの，計画や実施の際の不備などから，結果が良質のエビデンスを与えているとは考えにくいものがあったり，同じ目的で実施されたランダム化比較研究であるにもかかわらず異なる結果を示していたりすることがあります．同じ目的で実施された数多くのランダム化比較研究からよいものを選び出し，それらの結果を適切な手法でまとめていくことは，1つしかないランダム化比較研究のエビデンスと比べれば，より一般化可能性の高いエビデンスを手にできます．

　このような取り組みを可能にするために，コクラン共同計画*が立ち上げられ，ランダム化比較研究のデータベース化とそれを利用したシステマティックレビューにより，一般化可能性が高く質の良いエビデンスが導き出されています．

＊コクラン共同計画（Cochrane Collaboration）
　1992年に英国の国民保健サービスの一環として発足した国際非営利組織．ランダム化比較研究を基本に，臨床試験を広く収集・評価してデータベース化し，それを用いたシステマティック・レビューは広く公開され，医療関係者や医療政策決定者の合理的な意思決定に役立っている．

因果推論 編

第5章

疫学の研究デザイン

研究は，目的や調査をする時間軸の捉え方などさまざまな視点でいくつかの種類に分類できます．どのようにして対象を選ぶのか，データをとるのか，など一連の研究の手続きを研究デザインといいます．

疫学では原因のことを**曝露**[032]，結果のことを**アウトカム**[033]と呼びます．アウトカムの発生の様子を表す指標には**リスク**[042]があり，それを用いた曝露とアウトカムの関連を表す記述統計指標には，**リスク差**[043]や**リスク比**[044]があります．これらは，ランダム化比較研究や**コホート研究**[049]で用いられる指標です．

曝露の様子を表す指標には**曝露オッズ**[045]があり，それを用いた曝露とアウトカムの関連を表す記述統計指標には，**曝露オッズ比**[046]があります．これらは，**ケース・コントロール研究**[050]や**ケース・コホート研究**[051]で用いられる指標です．

1 疫学研究の分類

ここまでの因果推論では「原因」と「結果」という言葉で説明してきたが，疫学の統計手法ではちょっと言い方を変えることにするぞ．

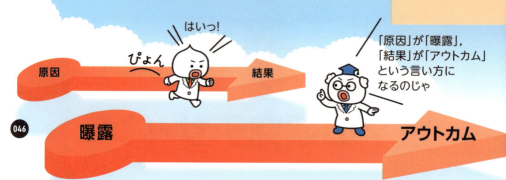

「原因」が「曝露」，「結果」が「アウトカム」という言い方になるのじゃ

[032]
曝露

　病原体など好ましくない物質に人体がさらされている状態のこと．または研究における原因のこと．たとえば，喫煙とがんの発生の関係を調べる研究では，喫煙していることを「曝露している（曝露あり）」，喫煙していないことを「曝露していない（曝露なし）」と表現します．また，曝露している人の集団を「曝露グループ」，曝露していない人の集団を「非曝露グループ」と表現します．

[033]
アウトカム

　研究における結果のこと．たとえば，喫煙とがんの発生との関連性を調べる研究では，がんが発生していることを「アウトカムが発生している」と表現します．また，アウトカムが発生している対象を「ケース」，発生していない対象を「コントロール」と呼ぶことがあります．

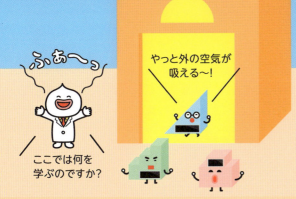
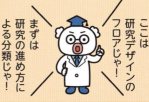

[034]
検証的研究

　仮説の検証を目的とした研究．たとえば，複数の治療間で効果に関しての優劣をつけるような研究．一般にこうした研究では，最初にランダム化比較研究（試験）の実施を検討します．

[035]
探索的研究

　集団の状態把握や仮説の導出などを目的とした研究．目的に適した研究デザインを採用して研究を進めます．

[036]
介入研究

　研究実施者が研究の対象に治療の実施などの何らかの介入（原因の付与）を行って様子を調査する研究．実験的研究とも呼ばれます．

[037]
観察研究

　研究の対象に介入を行わず，対象のありのままの様子を観察するかたちで調査する研究．

[038]
横断研究

研究対象の集団の様子を1時点に固定して調査する研究．因果推論を目的とした研究にはあまり向きません．ただし，原因にあたる項目が，性別などのように生まれながらに決まっているような場合，横断研究でも因果推論が可能です．

[039]
縦断研究

研究の対象を多時点に渡って追跡調査することで，研究対象の集団が変化する様子を調査する研究．因果推論を目的とした研究に向きます．

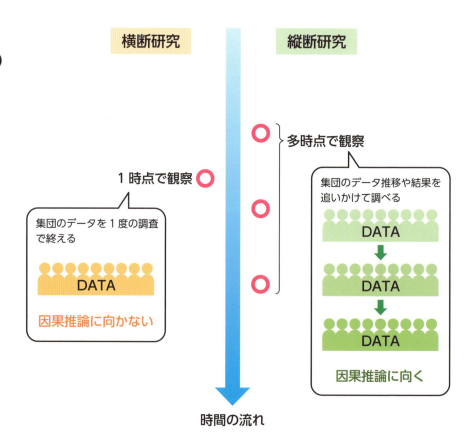

[040]
前向き研究

研究開始時点から未来に向けて結果の発生の様子を時間をかけて調査する研究.

[041]
後ろ向き研究

研究開始時点から過去に向けて原因や結果の様子を時間をさかのぼって調査する研究.

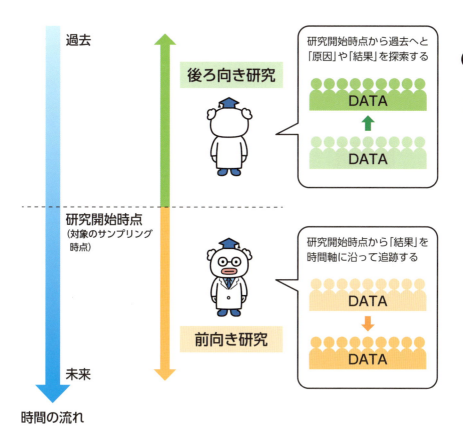

② 疫学研究で使われる用語

　ここからは，因果推論を目的とした3つの研究デザインを紹介するぞ．その前に，因果推論で用いられる指標や用語を説明しよう．

　もう少しがんばってみます…．

[042]
リスク

アウトカムの発生割合のこと．アウトカムを発生した対象の数を対象全体の数で割ったもの．曝露グループ（p.46），非曝露グループ（p.46）それぞれで求めます．

リスク ＝ アウトカム発生数 / 対象集団の総数

どれくらいのアウトカムが発生するのか割合を数値で表すのじゃ．

[043]
リスク差

曝露グループのリスクから非曝露グループのリスクを引き算した値．絶対危険度，絶対リスクと呼ばれることがあります．曝露することで，リスク差の値だけ変化すると解釈できます．曝露とアウトカムが無関係のとき，リスク差は0になります．

リスク差 ＝ 曝露グループのリスク － 非曝露グループのリスク

[044]
リスク比

　曝露グループのリスクを非曝露グループのリスクで割り算した値．相対危険度，相対リスクと呼ばれることがあります．曝露することで，リスク比倍になると解釈できます．曝露とアウトカムが無関係のとき，リスク比は1になります．

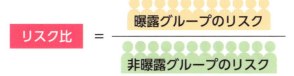

リスク差やリスク比はランダム化比較研究(p.40)やコホート研究(p.54)で用いられるぞ

オッズとは「ありの数」を「なしの数」で割ったもの．カンタンじゃろ！

$$オッズ = \frac{喫煙者（あり）}{非喫煙者（なし）}$$

でイメージできるじゃろ！

[045]
曝露オッズ

　曝露ありの対象の数を曝露なしの対象の数で割った値．

[046]
曝露オッズ比

　ケースグループの曝露オッズをコントロールグループもしくはサブコホートの曝露オッズで割った値．ケース・コントロール研究（p.58）では，アウトカムの発生割合（リスク）が小さいと思われるとき，リスク比と似た値になることが知られています．また，ケース・コホート研究（p.62）では，無条件にリスク比と同じ値になることが知られています．

[047]
ケースグループ

アウトカムを発生している対象の集団.

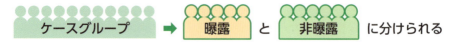

[048]
コントロールグループ

アウトカムをまだ発生していない対象の集団.

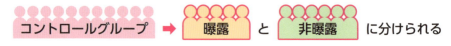

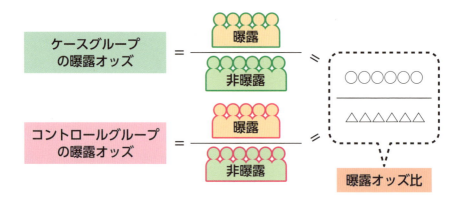

🎓 以上が疫学研究で使う主な用語じゃ.

😟 何度も読んで頭に入れとかなきゃですね….

🎓 これらの用語を使って，3つの代表的な研究デザインを学んでいくぞ.
用いるデータは今から10数年前に，喫煙とプルプル病発症の関連性を全国的に調べたときの記録じゃ.

😟 あっ，その当時は，プルプル病がチェケラ町特有の病気だと気づいてなかった，というやつですね.

本題に入る前に，以下の研究デザインの特徴をおさえておくぞ．

代表的な研究デザイン ｛ コホート研究
ケース・コントロール研究

発展的な研究デザイン ケース・コホート研究

あらかじめ3つの研究概要をイメージとしてもっておくことが大事じゃ．

3つの疫学研究の概要

❶ コホート研究

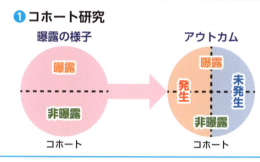

アウトカムを発生していない対象でコホート（研究参加集団）を作成する
↓
曝露・非曝露でグループ化して，それぞれのアウトカムの発生を比較検討する

前向き研究

❷ ケース・コントロール研究

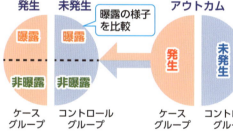

アウトカム発生者でケースグループを，未発生者でコントロールグループを作成する
↓
それぞれの曝露の様子を比較検討する

後ろ向き研究

❸ ケース・コホート研究

アウトカムの発生・未発生に関係なくコホートを作成する
↓
コホート内のアウトカム発生グループとコホートからランダムサンプリングしたグループの曝露の様子を比較検討する

前向き／後ろ向き研究

以上のことをふまえて，それぞれの研究を1つひとつ説明していくことにしよう．

3 代表的な疫学研究・その1
コホート研究

 ここからは,「喫煙の有無によるプルプル病の発症」を例に学んでいくぞ！

因果の時間の流れ → 曝露

集団
- 喫煙者の総数（曝露）
- 非喫煙者の総数（非曝露）

全数調査の結果

	発症	未発症	計
曝露	A	B	A + B
非曝露	C	D	C + D
計	A + C	B + D	N

(N = A + B + C + D)

 雲の上は全国の人々を対象に行った全数調査の場合じゃ 実際にはわからないデータじゃな

実際のコホート研究

❶ コホートを作成
コホート

❷ 曝露の様子を調べる
コホート
- 曝露（喫煙者の数）
- 非曝露（非喫煙者の数）

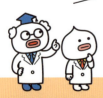 全数調査するのは大変じゃからコホート（研究参加集団）を作って雲の上の大きな集団を推測するのじゃ

コホート研究

　対象を集めてコホート（研究参加集団）を作り，対象それぞれについて曝露の項目を調査し，その後，アウトカムの項目の発生などを追跡調査します．曝露の項目で対象をグループ化し，グループ間でアウトカムの項目の発生の様子などを比較検討することで，曝露の項目とアウトカムの項目の関連性を検討します．

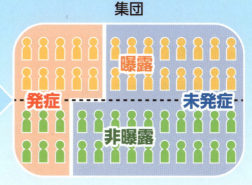

喫煙の有無でグループ分けし，それぞれで発症・未発症を比較するのじゃ

❸ アウトカムの発生を追跡

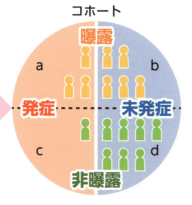

❹ アウトカム発生の様子を比較

	発症	未発症	計
曝露	a	b	a + b
非曝露	c	d	c + d

次のページで具体的な数字を入れて確認してみるぞ

● コホート研究の具体例

全国の住民100,000,000人の集団に対して「喫煙の有無によるプルプル病発症」の全数調査をしたら以下のような結果になっていたとしよう．
青い数字は本当にわからない値じゃ．

	発症	未発症	計
喫煙	150,000人	29,850,000人	30,000,000人
非喫煙	70,000人	69,930,000人	70,000,000人
計	220,000人	99,780,000人	100,000,000人

喫煙者の発症リスクは $\dfrac{150,000}{30,000,000} = 0.005$

非喫煙者の発症リスクは $\dfrac{70,000}{70,000,000} = 0.001$

よってリスク差は 0.004，リスク比は 5 じゃな．

コホート研究は，曝露・非曝露グループのリスク，リスク差，リスク比がわかる！

● 実際のコホート研究のデータ

コホート（50,000人）を集団からランダムサンプリングで集めたとすると，上の表の様子が再現されるぞ．下表が予想した結果じゃ．

	発症	未発症	計
喫煙グループ	75人	14,925人	15,000人
非喫煙グループ	35人	34,965人	35,000人

喫煙グループの発症リスクは $\dfrac{75}{15,000} = 0.005$

非喫煙グループの発症リスクは $\dfrac{35}{35,000} = 0.001$

よって，リスク差は0.004，リスク比は5となる．
どうじゃ？雲の上のみえない本当の集団と一致するのがわかるじゃろ！

理論

このページは飛ばして先に進んでもよいぞ！

今度は左ページの表を記号で表してみましょう．

	アウトカム		計
	発症	未発症	
曝露	A	B	A＋B
非曝露	C	D	C＋D
計	A＋C	B＋D	N＝A＋B＋C＋D

曝露のリスク $= \dfrac{A}{A+B}$

非曝露のリスク $= \dfrac{C}{C+D}$

よってリスク差 $= \dfrac{A}{A+B} - \dfrac{C}{C+D}$

リスク比 $= \dfrac{A}{A+B} \Big/ \dfrac{C}{C+D}$

対象n人で行ったコホート研究の予想される結果はN人の集団からコホートがランダムサンプルされていたとすると次のようになります．

	アウトカム		計
	発症	未発症	
曝露グループ	$\dfrac{A}{N} \times n$　a	$\dfrac{B}{N} \times n$　b	$\left(\dfrac{A}{N} \times n\right) + \left(\dfrac{B}{N} \times n\right)$　a＋b
非曝露グループ	$\dfrac{C}{N} \times n$　c	$\dfrac{D}{N} \times n$　d	$\left(\dfrac{C}{N} \times n\right) + \left(\dfrac{D}{N} \times n\right)$　c＋d

曝露のリスク $= \left(\dfrac{A}{N} \times n\right) \Big/ \left(\dfrac{A+B}{N} \times n\right) = \dfrac{A}{A+B}$

非曝露のリスク $= \left(\dfrac{C}{N} \times n\right) \Big/ \left(\dfrac{C+D}{N} \times n\right) = \dfrac{C}{C+D}$

コホート研究のリスク差 $= \dfrac{A}{A+B} - \dfrac{C}{C+D}$

コホート研究のリスク比 $= \dfrac{A}{A+B} \Big/ \dfrac{C}{C+D}$

赤字はp.55の比較表と対応しておるぞ．

4 代表的な疫学研究・その2
ケース・コントロール研究

ケースとコントロールをサンプルして曝露の様子を比較するのじゃ．

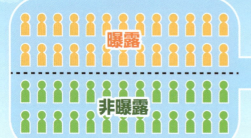

実際のケース・コントロール研究

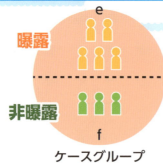

❸ 曝露の様子を調べる

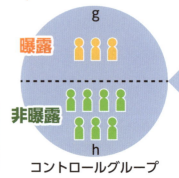

❹ 曝露の様子を比較する

	曝露	非曝露	計
ケースグループ	e	f	e + f
コントロールグループ	g	h	g + h

[48]
ケース・コントロール研究

　すでにアウトカムを発生している対象を集めてケースグループを，発生していない対象を集めてコントロールグループを作成します．それぞれの対象について，曝露の項目などを調査し，その様子を比較検討することで，曝露の項目とアウトカムの項目の関連性を検討します．症例対照研究とも呼ばれます．

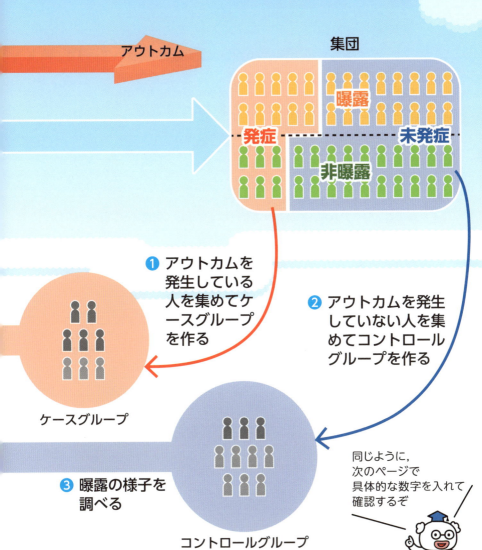

● ケース・コントロール研究の具体例

これは，さきほどの表と同じものじゃ．
100,000,000人の集団を全数調査したら以下のような結果になったとしよう．
青い数字は本当はわからない値じゃ．

	発症	未発症	計
喫煙	150,000人	29,850,000人	30,000,000人
非喫煙	70,000人	69,930,000人	70,000,000人
計	220,000人	99,780,000人	100,000,000人

喫煙者の発症リスク ＝ 0.005　　リスク差＝ 0.004
非喫煙者の発症リスク＝ 0.001　　リスク比＝ 5

ケース・コントロール研究は，
アウトカムオッズ比がわかる！

アウトカムオッズ比ははじめて出てきたのう．
曝露とアウトカムが入れ替わっただけじゃからな（曝露オッズ比 ➡ p.51）．

● 実際のケース・コントロール研究のデータ

ケースグループ（440人）を集団で発症した220,000人から，コントロールグループ（400人）を集団で未発症の99,780,000人からランダムサンプリングで集めたとすると，ケースグループ，コントロールグループでの喫煙の様子は，それぞれ集団での発症者，未発症者の喫煙の様子を再現できそうじゃ．

	喫煙	非喫煙	計
ケースグループ	300人	140人	440人
コントロールグループ	120人	280人	400人

$$曝露オッズ比 = \frac{300 \times 280}{140 \times 120} = 5$$

集団でのリスク比に近い値（今回はたまたま一致）になっておるのう．

理論

今度は左ページの表を記号で表してみましょう.

	アウトカム		計
	発症	未発症	
曝露	A	B	A + B
非曝露	C	D	C + D
計	A + C	B + D	N = A + B + C + D

このページは飛ばして先に進んでもよいぞ!

曝露のリスク $= \dfrac{A}{A+B}$, 非曝露のリスク $= \dfrac{C}{C+D}$

よってリスク差 $= \dfrac{A}{A+B} - \dfrac{C}{C+D}$, リスク比 $= \dfrac{A}{A+B} \Big/ \dfrac{C}{C+D}$

ケースグループn人,コントロールグループm人で行ったケース・コントロール研究の予想される結果は,コントロールグループが集団でアウトカムを発生したA + C人から,コントロールグループが集団でアウトカムを発生しなかったB + D人からランダムサンプリングで集められていたとすると,それぞれで曝露の様子が再現されるので下表のようになります.

	曝露	非曝露	計
ケースグループ	$\dfrac{A}{A+C} \times n$　　e	$\dfrac{C}{A+C} \times n$　　f	n　　e + f
コントロールグループ	$\dfrac{B}{B+D} \times m$　　g	$\dfrac{D}{B+D} \times m$　　h	m　　g + h

赤字はp.58の比較表と対応しておるぞ.

曝露オッズ比 $= \left\{ \left(\dfrac{A}{A+C} \times n\right) \times \left(\dfrac{D}{B+D} \times m\right) \right\}$
$\Big/ \left\{ \left(\dfrac{C}{A+C} \times n\right) \times \left(\dfrac{B}{B+D} \times m\right) \right\}$

$= \dfrac{AD}{BC} = \dfrac{A}{B} \Big/ \dfrac{C}{D} =$ アウトカムオッズ比

BがAより十分大きく,DがCより十分大きいとき,つまり曝露のリスク,非曝露のリスクが十分小さいとき

$\approx \dfrac{A}{A+B} \Big/ \dfrac{C}{C+D} =$ リスク比

5 発展的な疫学研究
ケース・コホート研究

 コホート内のケースとコホートからランダムサンプリングしたサブコホートの曝露の様子を比較するのじゃ．

因果の時間の流れ

曝露

コホート　集団

曝露

非曝露

サブコホート

実際のケース・コホート研究

ケースグループ

曝露　i

非曝露　j

❹ 曝露の様子を調べる

❺ 曝露の様子を比較する

	曝露	非曝露	計
ケースグループ	i	j	i + j
サブコホート	k	l	k + l

曝露　k

非曝露　l

サブコホート

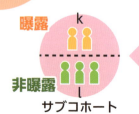

[051]
ケース・コホート研究

　対象を集めてコホート（研究参加集団）を作り，コホート内でアウトカムを発生している対象を集めてケースグループを，コホートからランダムにサンプルしてサブコホートを作成します．ケースグループとサブコホートのそれぞれの対象について，曝露の項目などを調査し，その様子を比較検討することで，曝露の項目とアウトカムの項目の関連性を検討します．

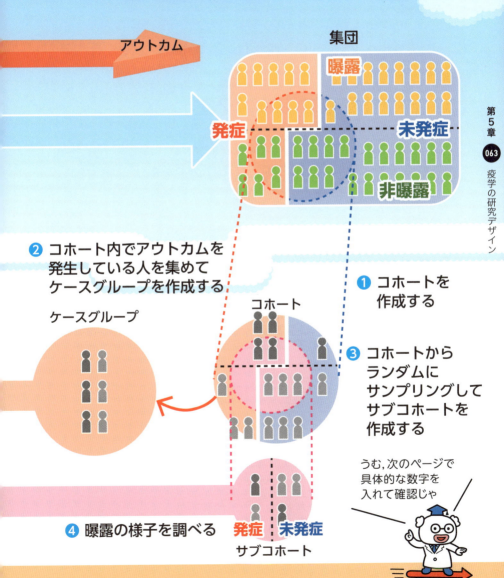

● ケース・コホート研究の具体例

これも，さきほどの表と同じものじゃ．
100,000,000人の集団を全数調査したら以下のような結果になったとしよう．
青い数字は本当はわからない値じゃ．

	発症	未発症	計
喫煙	150,000人	29,850,000人	30,000,000人
非喫煙	70,000人	69,930,000人	70,000,000人
計	220,000人	99,780,000人	100,000,000人

喫煙者の発症リスク　＝ 0.005　　リスク差＝ 0.004
非喫煙者の発症リスク＝ 0.001　　リスク比＝ 5

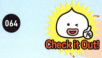
ケース・コホート研究は，リスク比がわかる！

● 実際のケース・コホート研究のデータ

わかりやすいようにコホートを100,000,000人の集団に設定してケースグループ（440人）を発症した220,000人からサブコホート（500人）を集団全体からランダムサンプリングで集めたとすると，ケースグループ，サブコホートでの喫煙の様子はそれぞれ集団での発症者，集団全体での喫煙の様子を再現できそうじゃ．

	喫煙	非喫煙	計
ケースグループ	300人	140人	440人
サブコホート	150人	350人	500人

曝露オッズ比 $= \dfrac{300 \times 350}{140 \times 150} = 5$

集団のリスク比と一致しておるのう．

理論

今度は左ページの表を記号で表してみましょう．

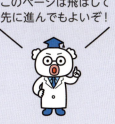

このページは飛ばして先に進んでもよいぞ！

	アウトカム		計
	発症	未発症	
曝露	A	B	A＋B
非曝露	C	D	C＋D
計	A＋C	B＋D	N＝A＋B＋C＋D

$$\text{曝露のリスク} = \frac{A}{A+B}$$

$$\text{非曝露のリスク} = \frac{C}{C+D}$$

$$\text{よってリスク差} = \frac{A}{A+B} - \frac{C}{C+D}$$

$$\text{リスク比} = \frac{A}{A+B} \bigg/ \frac{C}{C+D}$$

話をわかりやすくするためにコホートをN人の集団に設定します．ケースグループn人，サブコホートm人のケース・コホート研究の予想される結果は，ケースグループが集団のアウトカムを発生したA＋C人から，サブコホートが集団N人からランダムサンプリングで集められていたとすると，それぞれで曝露の様子が再現されるので下表のようになります．

	曝露	非曝露	計
ケースグループ	$\frac{A}{A+C} \times n$ i	$\frac{C}{A+C} \times n$ j	n i+j
サブコホート	$\frac{A+B}{N} \times m$ k	$\frac{C+D}{N} \times m$ l	m k+l

$$\text{曝露オッズ比} = \left\{ \left(\frac{A}{A+C} \times n\right) \times \left(\frac{C+D}{N} \times m\right) \right\}$$
$$\bigg/ \left\{ \left(\frac{C}{A+C} \times n\right) \times \left(\frac{A+B}{N} \times m\right) \right\}$$

$$= \frac{A(C+D)}{(A+B)C} = \frac{A}{A+B} \bigg/ \frac{C}{C+D}$$

$$= \text{リスク比}$$

赤字はp.62の比較表と対応しておるぞ．

6 疫学研究デザインの使い分け

 代表的な2つの疫学研究のデザインを使い分けるコツのようなものはないのでしょうか？

 そうじゃなぁ．因果推論を目的とした場合，ベストな方法はランダム化比較研究じゃが，倫理的な問題などで実施できないことは何度も言っておるのう．そこで観察研究の実施を考えることになるのじゃ．

 介入せずに観察する調査が必要ということですね？

 そうじゃのう．その場合，因果に関する情報を最も多くとれるのはコホート研究じゃ．

コホート研究
曝露したときのリスク，
曝露しなかったときのリスク，
リスク差，リスク比の情報が得られる

- 喫煙ありの発症リスク
- 喫煙なしの発症リスク
- 喫煙あり・なしの発症リスク差
- 喫煙あり・なしの発症リスク比

 しかし，各対象についてアウトカムの発生（プルプル病の発症）を追跡する場合，アウトカムの発生が非常に少ないときはどうする？

 えーっと，相当数のアウトカム発生者（プルプル病発症者）を観察しなければならないですね．

 じゃとすると…．

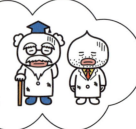

コホート研究は，
かなりの数の対象を追跡する
必要がある ➡ 研究が大規模になる

発症するまでに時間がかかる場合は，
対象を長期間追跡を要する ➡ 研究の長期化

 そんな状況で
コホート研究を実施するのは
現実的ではないですね

そうした場合に，ケース・コントロール研究やケース・コホート研究の実施を考えるのじゃ．

ただし，ケース・コントロール研究で得られる情報はちょいと少なくなるのう

ケース・コントロール研究は，対象についてアウトカムの発生を追跡しなくていいので，時間やコストをかけずに因果推論に必要な情報を研究結果として得ることができる．

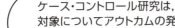

ケース・コントロール研究
アウトカムの発生がまれであるという条件のもとでリスク比の近似値のみ

プルプル病発症・未発症者の喫煙に対するリスク比の近似値のみ

● 2つの疫学研究デザインの特徴

項目	コホート研究	ケース・コントロール研究
わかること	・曝露グループのリスク ・非曝露グループのリスク ・リスク差　・リスク比	・アウトカムオッズ比（リスクが小さいときはリスク比の近似値）
実施が向く状況	・リスクが比較的高い場合 ・アウトカムの発生までに時間がかからない	・リスクが低い場合 ・アウトカムの発生までに時間がかかる
調べられる関連の数	複数の曝露 × 複数のアウトカム	複数の曝露 × 1つのアウトカム
過去の記録があれば…	過去にさかのぼってコホートを設定して，アウトカムの発生の様子を調べる	過去の記録は存在するが，必要なデータを収集するのに手間がかかる場合に有用（過去の記録がデジタル化されておりデータの収集が容易な場合はコホート研究を実施する）

> **Supplement**
>
> 　ケース・コホート研究はコホート研究とケース・コントロール研究を合わせたような研究デザインです．ここでは，前向き研究として実施した場合で説明します．開始時にコホートを設定し，サブコホートの曝露の様子を調査します．その後，アウトカムの発生を追跡し，アウトカムを発生した対象（ケース）についてのみ，曝露の様子を調査します．サブコホートの曝露の様子とケースの曝露の様子を比較して因果推論を行います．そのため，コホート研究に比べて曝露に関する調査コストを抑えることができます．また，ケース・コントロール研究と比べると，前項でみたようにケースの比較対象となるコントロールをサブコホートに置き換えたものとみることができます．1980年代に提案された研究デザインで，その分析には専門的知識を必要とします．

確認問題

研究デザインを見抜いて正しい指標で因果推論してみよう

各問題の原因と結果の項目をよく見極めて研究手法を選ぶのじゃ

問題2 プルプル病の発症と喫煙の関係を調べるために，チェケラ町においてプルプル病を発症している100人と発症していない200人に喫煙の状況を尋ねた．下表はその結果である．プルプル病の発症と喫煙の関連性を適切な指標を求めて論じなさい．

		喫煙		合計
		あり	なし	
プルプル病	発症	65	35	100
	未発症	46	154	200

問題3 ケラ汁にプルプル病の発症を防ぐ効果があるかどうかを調べるために，研究対象としてプルプル病を発症していない200人のチェケラ町民が集められた．まずケラ汁購入履歴を調べ，定期的に購入してケラ汁を飲んでいる人が100人，飲んでいない人が100人いることがわかった．この200人の町民を1年間観察しプルプル病発症の様子を調べ下表の結果を得た．ケラ汁にプルプル病の発症を防ぐ効果があるかどうかを適切な指標を用いて論じなさい．

		プルプル病		合計
		発症	未発症	
ケラ汁	飲んでいる	32	68	100
	飲んでいない	46	54	100

問題4 ラッチョ肝油にプルプル病の発症を防ぐ効果があるかどうかを調べるために，チェケラ町においてプルプル病を発症している100人の患者のラッチョ肝油の購入状況を調査したところ，33人が定期的に購入して飲んでいた．また，チェケラ町民200人に街頭調査をしたところ94人がラッチョ肝油を定期的に飲んでいた．ラッチョ肝油にプルプル病の発症を防ぐ効果があるかどうかを適切な指標を用いて論じなさい．

※ 解答と解説は巻末（p.170–171）

因果推論 編
第6章

研究結果は正しいの？

どんなに気をつけても研究結果が知りたかったこと（真の状態）を正しく表現しているとは限りません．研究結果は必ず真の状態からズレていると考えておくほうが現実的です．統計学や疫学ではこのズレを，偶然のいたずらによって生じる**自然誤差**[052]と，偶然でない理由によって生じる**バイアス**[053]に分けて考えます．さらにバイアスはその原因によって，**選択バイアス**[054]，**情報バイアス**[055]，**交絡バイアス**[056]に分けられます．真の状態がわからない状況では，手にした研究結果にどのようなズレが生じているかはわかりません．どのような状況でどのようなズレが生じるのかを知っておくことは，研究結果を解釈するうえで重要です．

研究結果にズレはつきもの！

因果推論や研究のことが理解できてきました．
次は統計解析手法ですね〜．

いや，その前にいっておかなきゃならんことがある．
それは，観察しても知りたいことが明らかにできんことがあるのじゃ….

知りたいことを直接観察できればいいのだが…

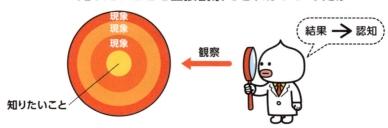

 たとえば，地球の中身はどうじゃ．

 あっ，核とかマントルの話ですか？

 そうじゃ．あれは誰かが直接みたのかな？

 ……．そんなわけないでしょ!!

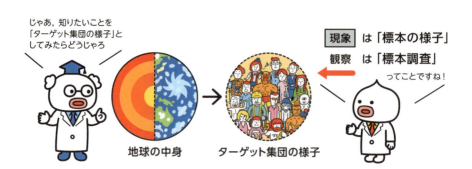

そうじゃのう．地球の中身に関するさまざまな現象を観察して，それらの結果から核やマントルの認知に至っているのじゃ．

ってことは，標本調査の結果がターゲット集団の様子と一致しないってことをこれから考えるんですね．

まさにそうじゃ．疫学や統計学では，調査結果とターゲット集団の様子とのズレを大きく自然誤差とバイアスの2種類に分けているんじゃ．

[052]
自然誤差

　偶然のいたずらによって生じるズレ（研究結果と真の状態の違い）．たとえば，標本調査においてランダムサンプリングによる標本の平均とターゲット集団の平均のズレは自然誤差です．また，計量や測定時に，最小目盛間の値を主観で拾う際のばらつきも自然誤差です．

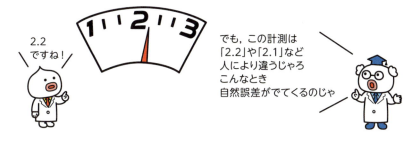

[053]
バイアス

　偶然以外の理由によって生じるズレ．たとえば，ターゲット集団から標本の対象を選択する際の偏りや，データを収集する際の誘導尋問や，何らかの圧力などで起こるズレ．因果の構造が原因で生じてしまうズレなど．

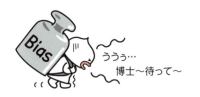

2 バイアスは原因によって3つに分けられる

 そもそも，ズレてるかどうかって，わからないじゃないですか!!

 そうじゃな．だからどんなときにズレるのかを知っておくことが重要なのじゃ．

 そういうことですか！

選択バイアスと情報バイアスはその原因が調査のどの過程で起きたかによって分類されます．

選択バイアスの原因はターゲット集団から標本の対象を選択する過程（❶）で起こります．対象の選択をランダムに行っているランダムサンプリングの場合は，ズレを自然誤差とみなします．

情報バイアスの原因はデータをとるときの過程（❷）で起こります．

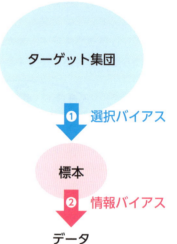

バイアスが起きる過程

 それでは，ランダムサンプリング以外の方法で対象を選択すると選択バイアスが生じるんですね．あれ？ これって第1章で出てきた一般化可能性の議論（p.7）と関係ありますか？

 なかなか冴えとるのう．ランダムサンプリング以外の方法で対象を選択して標本を作ったときは，標本のデータから参照集団の様子を推測することになったのう．つまり，この参照集団への推測結果とターゲット集団の様子とのズレが選択バイアスということになるんじゃ．

 ということは，選択バイアスの補正は一般化可能性の議論で行うことになるんですね．

 そうじゃ．

[054]
選択バイアス

　標本調査において，標本の対象をターゲット集団からランダムにサンプルしないことが原因で生じてしまうズレ．ランダムサンプリングしている場合はこのバイアスは生じません．たとえば，ターゲット集団の平均身長を知りたいとき，集まった標本がスポーツ選手ばかりで，明らかに身長の高い人が多数であれば正しい結果が得られません．

[055]
情報バイアス

　研究対象からデータを収集する際に何らかのことが起き，そのことが原因で生じてしまうズレ．たとえば，勤務先の師長，上長へアンケートを記名で提出する場合，優等生的な回答になり正確なデータが得られません．

 情報バイアスの原因が対象からデータをとるときにあるってことは，その対策はデータをとるときの工夫しかないってことですか？

 そのとおりじゃ．研究の計画段階で検討する必要があるんじゃ．

[056]
交絡バイアス

　因果の構造が原因で生じてしまうズレ．具体的には，予後因子[057]が原因の項目と関連している状況で，予後因子の影響を考慮せずに因果推論を行うと，その結果が真の因果関係とはズレてしまいます．この現象は交絡と呼ばれ，このときに生じているズレを交絡バイアス，ズレを生じさせてしまった因子を交絡因子[058]と呼びます．

Example　交絡バイアス

薬剤A，Bの効果比較

　右の表は，ある疾患に対して薬剤A，薬剤Bそれぞれを使用した患者のカルテを，200人ずつ抜き出して効果を調べた結果です．過去にさかのぼったコホート研究といえます．それぞれの有効割合をみていきましょう．

	有効	無効	計
薬剤A	92	108	200
薬剤B	128	72	200

　薬剤Aの有効割合が0.46で，薬剤Bの有効割合が0.64なので薬剤Bのほうがよさそうです!!

　そうじゃな．じゃあ，次の結果をみてもらおう．さきほどと同様の目的で実施された別の研究結果じゃ．

200人のデータを軽症と重症に分けて薬剤A，Bの効果を比較

　軽症患者と重症患者に分けて結果を出しています．有効割合は，軽症では薬剤Aが0.9で薬剤Bが0.75，重症では薬剤Aが0.35で薬剤Bが0.2です．この結果から，軽症患者でも重症患者でも薬剤Aのほうが結果がよさそうにみえます．

軽症	有効	無効	計
薬剤A	36	4	40
薬剤B	120	40	160

重症	有効	無効	計
薬剤A	56	104	160
薬剤B	8	32	40

データを層別してみたとき，全体でみた結果と異なる結果が出てくることがある．

　同じデータでも，全体でみたときと分けてみたときで結果が逆転することがあります．このような現象を「シンプソンのパラドックス」といいます．どちらが正しいのかは後述するとして，どうしてこのようなことが起こるのかを考えてみましょう．

　う〜ん．有効割合が軽症患者と重症患者でずいぶん違いますね．薬剤Aだと軽症が0.9で重症が0.35，薬剤Bだと軽症が0.75で重症が0.2ですね．

　そうじゃな．各薬剤の使用状況をみると，薬剤Aは軽症患者が40人で重症患者が160人，薬剤Bは軽症患者が160人で重症患者が40人になっとるのう．

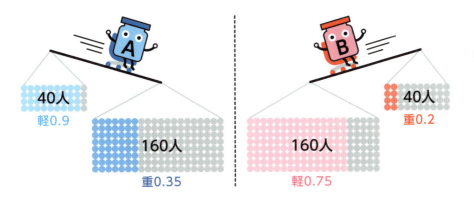

　ほんとですね．んっ？　ということは，薬剤Aは有効割合の低い重症患者に多く使われていて，薬剤Bは有効割合の高い軽症患者に多く使われていたってことですかぁ？

　そのとおりじゃ．

　それじゃ〜，軽症か重症かを無視して比較したら，薬剤Aが不利じゃないですかぁ〜．あっ．ということは，軽症と重症で分けてみた結果のほうが正しいということですね．

　そうじゃな．そして，全体でみた結果は真の因果関係を示していない，つまり，真の因果関係からズレた結果になっておるんじゃ．そのズレを……．

　交絡バイアスっていうんですね!!

3 交絡バイアスが発生するとき？

[057]
予後因子

結果の発生に影響を与える因子.

[058]
交絡因子

　予後因子が原因と関連をもつとき，その予後因子を交絡因子と呼びます．この交絡因子の影響を考慮しない因果推論の結果には，交絡バイアスが含まれることになります．

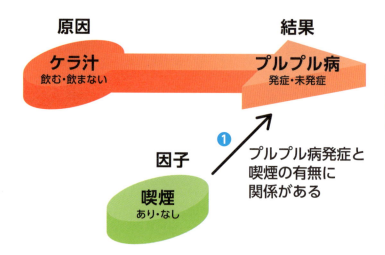

 ❶のように，結果に影響を与える因子を予後因子というんじゃ.

ということは，❶，❷が同時に成立すると，分析結果に交絡バイアスが入り込むことになるんですね．

そうじゃ．

じゃあ，❶，❷の成立のどちらかを防げば交絡バイアスは入り込まないのかぁ．でも❶の成立はどうしようもないですよね…．❷の成立を防ぐのかな？ これって防げるんですか？

❷の成立を防ぐんじゃ．まず，因子を無視した分析結果に交絡バイアスが入り込むことを防ぐためデータ収集時に行う手立てを紹介するかの．

どんな手立てですか？

次ページで「層別サンプリング」「マッチング」の２つを紹介しておこう．

交絡バイアスを防ぐには
❶と❷の同時成立を回避すること．

交絡発生

原因 → 結果
ケラ汁（飲む・飲まない） **プルプル病**（発症・未発症）

因子
喫煙（あり・なし）

❷ ケラ汁を飲む・飲まないと喫煙の有無に関係がある

❶ プルプル病発症と喫煙の有無に関係がある

この予後因子が❷のように原因と関連をもつと交絡を引き起こす交絡因子になるんじゃ．

[059]
層別サンプリング

予後因子で集団を階層化して，各階層から曝露と非曝露の人数比が一定になるよう対象を選択するサンプリング法．

 p.74の薬剤A, Bの効果比較を例にすると，軽症で薬剤Aの患者を50人，薬剤Bの患者を75人サンプルし，重症で薬剤Aの患者を30人，薬剤Bの患者を45人サンプルするんじゃ．軽症でも重症でも薬剤Aと薬剤Bの患者の人数比は2：3になっとるじゃろ．

なるほど．結果的に薬剤Aでの軽症と重症の患者の比が5：3で，薬剤Bでの軽症と重症の患者の比も5：3になって，軽症，重症を無視して比較しても不公平感が無くなりますね．

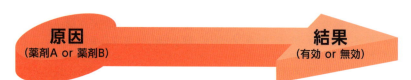

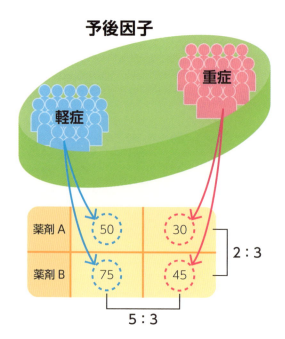

[060]
マッチング

予後因子の状況が同じ曝露と非曝露をペアにして対象を選択するサンプリング法.

ちょっと待ってください．さっきの話に置き換えると….軽症で薬剤Aの患者と軽症で薬剤Bの患者をペアに，重症で薬剤Aの患者と重症で薬剤Bの患者をペアにしてサンプルするってことですか？

そのとおりじゃ．そうすると結果的に，薬剤Aと薬剤Bで軽症と重症の人数比が同じになるじゃろ．

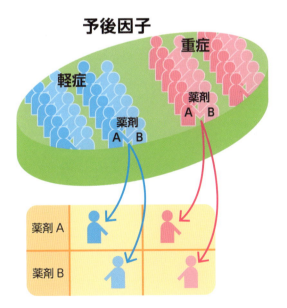

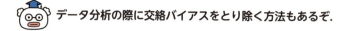 データ分析の際に交絡バイアスをとり除く方法もあるぞ．

[061] 層別解析

収集したデータを予後因子で階層化して分析する方法．

 あっ．さっきの軽症と重症に分けて分析するってやつですか？

 そうじゃ．因子で階層化して分析する方法じゃ．層別解析と呼んでおるのう．ほかにも，多変量ロジスティック回帰分析（p.146）などモデルを使った分析方法もあるぞ．

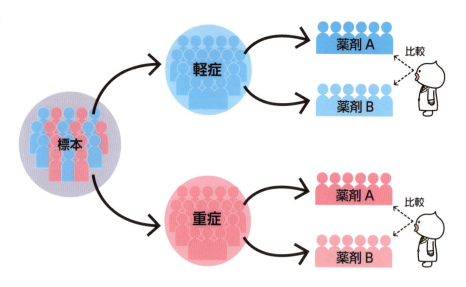

> **Supplement**
> 　ここまで出てきた対策は，事前に予後因子がわかっているときにしかできません．
> 　研究前にどのような因子が結果に影響を与えるかをよく調べておくことが必要です．もし見落とした予後因子があると，その予後因子が曝露と関連をもち，交絡バイアスが研究結果に入り込むことになるので注意が必要です．

すべての予後因子を事前に把握するなんて無理ですよ…．見落とした予後因子についても何とか対策できませんかねぇ．

 対策できないわけでもないぞ．

 えっ？

 ランダム化比較研究（試験）を実施するんじゃ．

 そうか!! 曝露をランダムに割り当てるから，どんな因子とも関連をもつことはないんだ．

 そうじゃな．偶然のいたずらを除けば，見落とした予後因子が曝露と関連をもつことを防げるな．

 ランダム化比較研究は最強ですね．

 最強じゃな．ほっ，ほっ，ほっ．

第6章 研究結果は正しいの？ 081

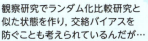
観察研究でランダム化比較研究と似た状態を作り，交絡バイアスを防ぐことも考えられているんだが…
　その話は助手にはまだ早いか…

因果推論編はこれでおしまいですね！実践・発展編のステージに早く行きましょう！

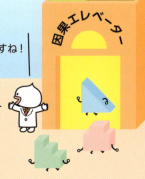

Column プラセボと盲検(もうけん)

　ランダム化比較試験の結果が交絡バイアスの影響を受けにくいことは確かです．しかし，ほかの研究デザインと同様に，選択バイアス，情報バイアスの影響はどうしても受けることになります．選択バイアスについては，対象をサンプルする際の同意など，研究結果へのバイアスの混入は防ぎようがなく，対処が難しいところです．ただし，情報バイアスについては，研究者の配慮で防ぐことができる部分があります．ここでは，ランダム化比較試験において，情報バイアスを防ぐ工夫について話します．

　第4章でランダム化比較試験を紹介した際の例でケラ汁を飲む群と飲まない群でプルプル病の発症を比較しました．試験対象者はケラ汁を飲むか飲まないかで自分がどちらの群に割り当てられたかわかってしまいます．もし，飲む群の対象者が，ケラ汁を飲む安心感から普段どおりの生活を，飲まない群の対象者が，ケラ汁を飲まない不安からプルプル病に気をつけた生活を送ったらどうでしょう？もっと正確に表現すると，対象者が飲む群に割り当てられた場合と飲まない群に割り当てられた場合で行動が変わってしまうとしたらどうでしょう？飲む群と飲まない群の比較は，ケラ汁を飲むか飲まないかの単純な比較ではなくなり，その結果に情報バイアスが入り込むことになります．そこで，飲まない群に割り当てられた対象者に，効果を示すであろう成分が含まれないケラ汁と似たものを飲ませ，どちらの群に割り当てられたのかをわからなくすることで，結果に情報バイアスが入り込むことを防ぎます．このときに使用される「効果を示すであろう成分が含まれないケラ汁と似たもの」をプラセボと呼び，どちらの群に割り当てられたのかをわからなくすることを盲検と呼びます．

　たとえプラセボを使ったとしても，研究者が，どちらの群に対象者が割り当てられたのかを知っていたらどうでしょう？その研究者が発症の評価に手心を加えるかもしれません．これもまた結果に情報バイアスが入り込む原因になります．そこで，最終の評価（アウトカムの評価）を行う研究者にも対象者がどちらの群に割り当てられたのかをわからなくする工夫がなされます．対象者のみに盲検を行うことを単盲検，評価者にも盲検を行うことを二重盲検といいます．ランダム化比較試験において情報バイアスを排除するためにどのような対処がとられているか，単盲検なのか，二重盲検なのか，このあたりも研究結果に大きく影響することを知っておきましょう．

実践・発展 編

第7章

研究計画とデータ分析の準備

研究の目的を果たすために，対象をどのようにサンプルするか，どのような項目についてデータを収集するかなど，研究方法はその結果の信憑性に影響を与えます．そのため，研究実施の際には**研究計画書**[062]を作成します．必要に応じて**倫理審査委員会**[063]の審査を受け研究実施となります．

収集したデータを適切に管理し分析にとりかかります．分析は闇雲に行わず，収集したデータの概要把握を行った後，研究の目的や方法に合った分析手法を選択して行います．その際には事前に具体的な項目名で分析目的を明確にしておく必要があります．

いよいよこれから実践的な分析手法のお話ですね．

いや，その前に準備として知っておくべきことがある！

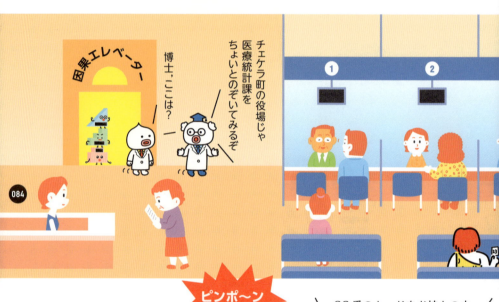

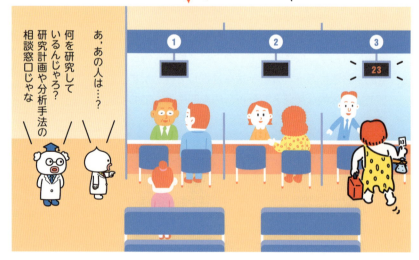

研究計画の流れ

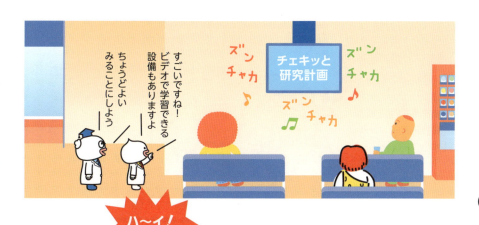

山本チェキの
「イケテル医療統計」のお時間よ♪
今日のお題は「研究計画の進め方」
いつもどおり気合い入れて
チェキッとね～！

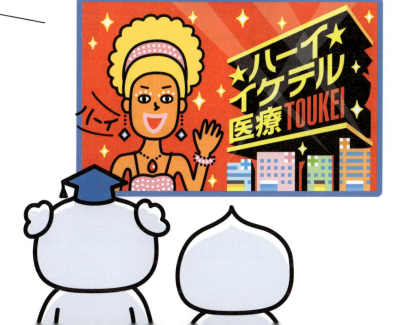

研究計画を立てる際には，**研究分野についてテキストや学術論文などを用いてよく調べてください**．そして**研究で明らかにしたいことを具体的に目的として定めてください**．事前の調べでわかったことを参考に，研究目的を構成する項目とその周辺の項目の関係性を**研究の概念枠組みとして図にしておく**とよいでしょう．

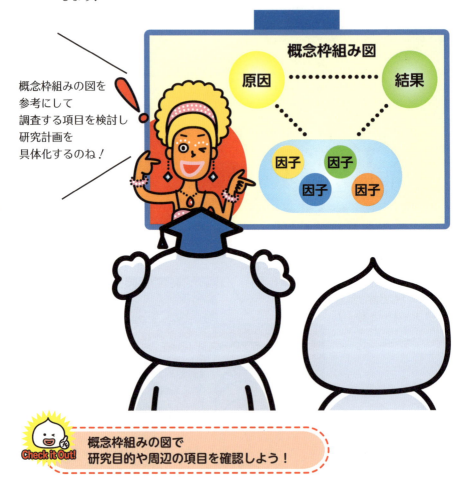

概念枠組みの図を参考にして調査する項目を検討し研究計画を具体化するのね！

 概念枠組みの図で
研究目的や周辺の項目を確認しよう！

 プルプル病の研究では，発症予防にケラ汁が効くかどうかを調べるんじゃったな．概念枠組みの図はできておるの？

もちろんですよ．論文とか調べて次のことがわかったので，こんな概念枠組みの図ができています．

- 研究の目的：ケラ汁にプルプル病発症予防の効果があるかどうかを調べる

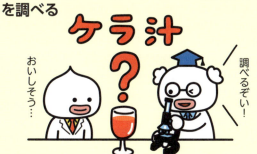

ケラ汁
プルプル病を予防できる効果があると噂されている健康食品（別名：赤汁）．原料は地元でとれるケラケラダケ．

- 論文でわかったこと

ケラ汁を飲む・飲まない　　概念枠組み図　　プルプル病発症・未発症

 →

プルプル病の発症と血液中のプル血球数には関連があり，プル血球数が高値になると発症するが，その閾値には個人差がある

原因　　　　　　　　　　　　　　　　　　　結果

因子

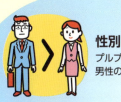
性別
プルプル病は女性より男性のほうが発症しやすい

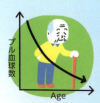
年齢
血中のプル血球数は年齢とともに減少するが，プルプル病の発症リスクは増加する

喫煙
プルプル病の発症は喫煙習慣と関連がある

ラッチョ肝油
子どものころにラッチョ肝油を食べる習慣のあった人はプルプル病が発症しにくい

さて，研究計画が決まったら，その内容を研究計画書にまとめておきましょう．**研究計画書さえ読めば，誰でも同じレベルで研究が実施できる**ように作成しておくとよいでしょう．その際，各種ガイドライン*を参照しておきましょう．

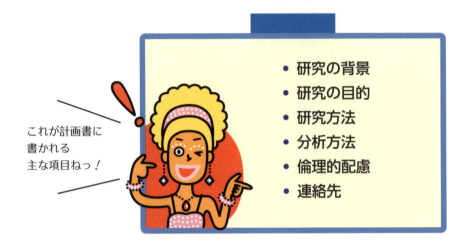

これが計画書に書かれる主な項目ねっ！

- 研究の背景
- 研究の目的
- 研究方法
- 分析方法
- 倫理的配慮
- 連絡先

研究計画は，研究の設計図のように大切なものなんですね．

研究計画書がしっかりしていたら，誰が実施しても同じレベルの研究結果が導ける．

[062]
研究計画書

　研究の実施に必要な事柄が記述されている研究の設計図のようなもの．倫理審査委員会の審査を受ける際に必要になります．また，研究結果を論文として公表する際に，研究実施前に研究計画書が臨床試験登録システムなどの登録機関に登録されていることを要求される場合もあります．

ガイドラインの一例：「人を対象とする医学系研究に関する倫理指針」など

研究計画書ができたら，必要に応じて同意書やデータを記録するための調査票を作成します．

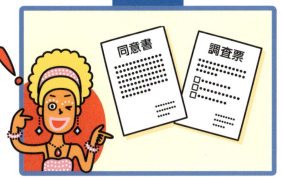

同意書は研究データの提供をお願いすることを兼ねるので，提供者が研究協力に前向きになるよう，文章には細心の注意を払ってね～

研究内容によっては，実施前に倫理審査を受ける必要があります．審査を通過すれば研究開始となります．データの収集・入力が終わると，いよいよデータ分析となります．

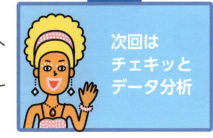

この続きはデータ分析のレッスンでね！
シーユー ネクス トーケー!!
バ～～イ

[063]
倫理審査委員会

　人を対象とした研究が実施される際に，研究の妥当性，被験者の人権の保護，被験者の個人情報の保護などの各要件が満たされているかどうかを事前に審査する委員会．

[064]
臨床試験登録システム

　事前に臨床研究の情報（研究計画）を登録・公開することで，実施される研究の透明性や質を担保し，被験者の人権を保護するしくみ．国立大学附属病院長会議の「UMIN臨床試験登録システム」（http://www.umin.ac.jp/ctr/index-j.htm）などがある．

② データ分析の準備

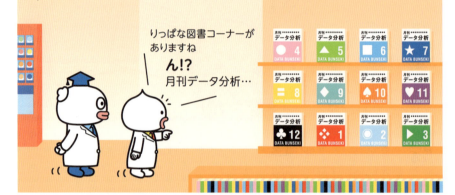

 ちょうどよい！
データ分析の準備について書かれておるじゃろ？

 ありました．「データ分析を始める前」のところを読んでみますね．

データ分析を始める前に
　研究における調査項目が研究内でどのような役割を果たすのかを整理しておく必要があります．因果推論を目的とした研究では，役割として「原因」，「結果」，「因子（結果に影響を与える）」があります．研究の概念枠組みの図を参考に，すべての調査項目に3つの役割のいずれかを割り当てていきます．

 プルプル病の研究の調査項目は
p.87の概念枠組みの図をもう一度みるようにな．

Supplement

「原因」「結果」「因子」の3つに属さない役割もある
　原因を探るような研究においては「原因」と「因子」の区別がつかない中間変数（p.150）というものもあります．

データの分析は，研究の目的や方法・デザインによって分析の目的が決まり，分析の対象となる項目の尺度によって用いる手法が決まります．因果推論を目的とした研究では，分析の目的は，①収集したデータの概要把握，②因果推論，の順に推移します．

Check it Out! 研究の目的や方法・デザインによって分析の目的は変わる．

収集したデータの概要把握を行う際には，それぞれの項目のデータがどのような分布になっているのかをみていくのじゃ．
ランダム化比較研究やコホート研究の場合は原因の項目で分けて，ケース・コントロール研究やケース・コホート研究の場合はケースグループなどのグループで分けてみていくのじゃ．

プルプル病の研究はコホート研究でしたから，原因の項目であるケラ汁を飲んでいるか飲んでいないかで分けて，性別や年齢などの項目の分布を1つひとつみていくってことですね．

そのとおりじゃ．もし，同様の目的でケース・コントロール研究を計画したとするとどうなるかな？

ちょっと待ってください．
え～っと，ケースはプルプル病発症で，コントロールは未発症になるから…．わかりました．プルプル病が発症しているかしていないかで分けて，ケラ汁を飲んでいるか，性別，年齢などの項目の分布をみるって感じですね？

コホート研究の場合

		ケラ汁	
		飲んでいる群	飲んでいない群
人数		200	200
年齢(平均±標準偏差)		52.1±6.4	50.2±6.8
性別	男	84 (42.0%)	134 (67.0%)
	女	116 (58.0%)	66 (33.0%)
喫煙習慣	ない	160 (80.0%)	60 (30.0%)
	ある	16 (8.0%)	66 (33.0%)
	かなりある	24 (12.0%)	74 (37.0%)
･	･	･	･
･	･	･	･

ケース・コントロール研究の場合

		プルプル病	
		発症（ケース）	未発症(コントロール)
人数		200	200
年齢(平均±標準偏差)		53.8±6.7	50.7±6.4
性別	男	162 (81.0%)	76 (38.0%)
	女	38 (19.0%)	124 (62.0%)
喫煙習慣	ない	56 (28.0%)	144 (72.0%)
	ある	54 (27.0%)	30 (15.0%)
	かなりある	90 (45.0%)	26 (13.0%)
･	･	･	･
･	･	･	･

因果推論を行う際には，原因の項目と結果の項目の関連性を調べることになります．交絡バイアスの検討をする場合は，因子の項目と結果の項目の関連性や因子の項目と原因の項目の関連性を調べる必要もあります．

- 2つの項目間の関連性に興味があるってことですね．プルプル病の研究だと，ケラ汁を飲んでるか，飲んでないかとプルプル病を発症したか，しなかったかの関連を調べるってことですね．

- そういうことになるのう．性別が交絡因子かどうかを確認するにはどうするんじゃ？

- えへん．まずは，性別がプルプル病の発症に関連しているか，つまり性別がプルプル病発症の予後因子かどうかを確認します．さらに，性別とケラ汁を飲んでいるか飲んでいないかとの関連も確認します．

- うん，うん．プルプル病の発症への影響の度合いと性別との関連の度合いで交絡の影響の度合いが決まるから注意が必要じゃのう．

- 一方の度合いが小さくても他方の度合いが大きければ交絡の影響が出るんですよね．

- **交絡が疑われる場合にはその影響を考慮して因果推論を行うことになるのじゃが，その場合は必ずデータ分析の専門家の指示を仰ぐようにな．**

- 交絡の影響を分析で考慮するのは難しいですからね．

● ケラ汁とプルプル病の関連性を知る調査（交絡が発生する例）

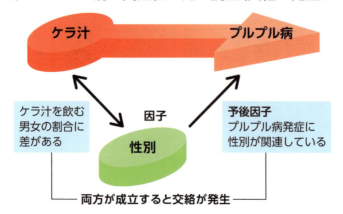

いずれの分析を行う場合も,分析の目的を具体的な項目名で構成してから進めていくのじゃ.たとえば,現在かかわっている「ケラ汁のプルプル病予防効果」を調べる研究を例にあげると以下のようになるぞ.

例1

性別の様子を → ケラ汁を飲んでいるか飲んでいないかで分けて調べたい → 1つの項目(性別)について分けて調べる

例2

ケラ汁を飲んでいるか飲んでいないかによって → プルプル病の発症の様子が異なるか調べたい → 2項目間(ケラ汁とプルプル病)の関連性を調べる

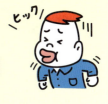

なるほどぉ~.分析前に分析の目的を具体化しておくんですね.

特に関連性を調べる場合は,2項目間に因果関係を想定するか,しないかも考えておかなければならないんじゃ.

わかりました.

さきほどのビデオでもあったように,各調査項目には研究における役割というものがある.それらをしっかり把握した上で分析目的を具体化して進めていくのじゃぞ.決して闇雲に分析をしてはならんのじゃ.

研究 NOTE 3 博士と助手のデータ開示

助手の観察研究データ

プルプル病の発症について協力してくれた400人の標本のデータです。ケラ汁がプルプル病発症を予防できるのかを調べます。

> 0 … ない
> 1 … ある
> 2 … かなりある

対象者番号	性別	年齢	血液型	喫煙習慣
1	女	51	A型	0
2	男	54	B型	2
3	男	47	O型	1
4	女	49	AB型	0
5	女	41	O型	0
6	女	49	A型	0
7	女	54	B型	0

名義　名義　連続　名義　順序

博士の介入研究データ

プルプル病を発症した30人の患者に同意を得て，ランダム化比較研究によって，開発中の治験薬に患者の唇を薄くする効果があるのかどうかを調べます。

> 1 … 軽度
> 2 … 中等度
> 3 … 重度

患者番号	性別	年齢	重症度	通院年数
1	女	47	3	9
2	男	43	2	5
3	男	59	3	7
4	女	55	3	8
5	男	52	2	5
6	女	40	1	1
7	男	40	2	7

名義　名義　連続　順序　連続

※博士と助手の全データは小社ホームページよりダウンロードできます．詳しくはp.167をご覧ください．

順序尺度は選択肢の順序性を維持できるようにコードをふって入力しておるぞ．

0 … なかった
1 … あった
2 … かなりあった

ラッチョ肝油習慣	ケラ汁	プルプル病	プル血球数
2	飲んでいる	未発症	221
0	飲んでいる	発症	233
1	飲んでいない	発症	237
1	飲んでいる	未発症	218
0	飲んでいない	未発症	220
1	飲んでいる	未発症	224
1	飲んでいる	未発症	208

順序　名義　名義　連続

対象1人のデータを1行に入力しています．

名義尺度は選択肢の内容をそのまま入れてもよいし，コードをふってもよいぞ．

使用薬剤	唇厚（投薬前）	唇厚（投薬後）	前後差
ハレヒーク	29	24	－5
プラセボ*	24	22	－2
ウスビル	27	16	－11
ハレヒーク	29	22	－7
プラセボ	25	22	－3
プラセボ	19	21	2
ハレヒーク	25	20	－5

名義　連続　連続　連続

＊Column「プラセボと盲検」を参照（→p.82）．

Column 統計研究者のひとりごと

　研究計画がデータ分析と大きくかかわっていることは本章でおわかりいただけたと思います．

　これまで，多くの方々が筆者のところに統計相談に来られています．ほとんどは，すでにデータの収集を終えていて，その分析方法についての相談です．おそらく「この手法を使うといいですよ」のような答えを期待しているのでしょうが，筆者の口から出てくるのは研究計画やデータについての質問ばかりです．なぜそういった質問をするのかは，もうおわかりでしょう．

　しばしば，相談者には，こうした質問に適切に答えられない方がいらっしゃいます．おそらく十分な下調べをせずに研究計画にとりかかり，熟考されていない研究計画でデータを収集されたのでしょう．残念ですがそのような研究から得られたデータを分析しても真実を示す結果（エビデンス）は得られません．そのような相談者には，研究の計画段階が重要であることを説明するとともに，十分な下調べをして，研究を計画する段階から筆者に相談されることをおすすめしています．

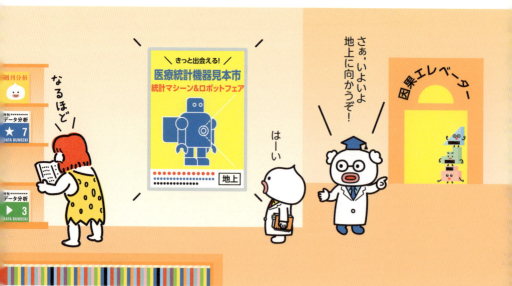

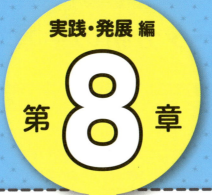

分布の様子を知りたいときの分析手法

データ分析を行うとき，分析の目的（興味）が，単に1つの項目のデータの分布の様子を知ることにあるのか，それとも複数の項目間の関連性を知ることにあるのかで用いる分析手法は大きく異なってきます．さらに，分析の対象となる項目のデータの尺度（第2章）や，第3章で紹介した記述統計を行うのか，それとも推測統計を行うのかによっても異なってきます．状況に応じて正しい分析手法を選択しなければなりません．

本章では，見本市という設定で，分析の目的（興味）を会場に，項目のデータの尺度をエリアに，分析手法をマシーン（記述統計）やロボット（推測統計）に見立てて，さまざまな分析手法とその適切な使い方を紹介しています．マシーンやロボットに放り込まれるデータの尺度に注意してみていただけると，手法の適切な使い方が理解しやすくなると思います．

1 データ分析の手順

 ずいぶん賑やかなところに出てきましたね．

 4年に1回開催される医療統計機器の見本市じゃ．いろんな統計マシーンやロボットが展示されておるぞ．

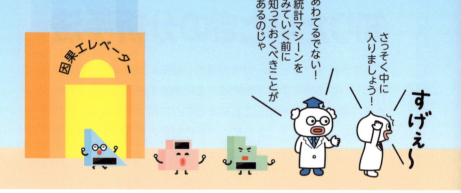

 まず，マシーンやロボットがどのように分かれて展示されているのか．十分下調べしてからみるとしよう．

 わかりました．会場のマップがあればいいのですが….

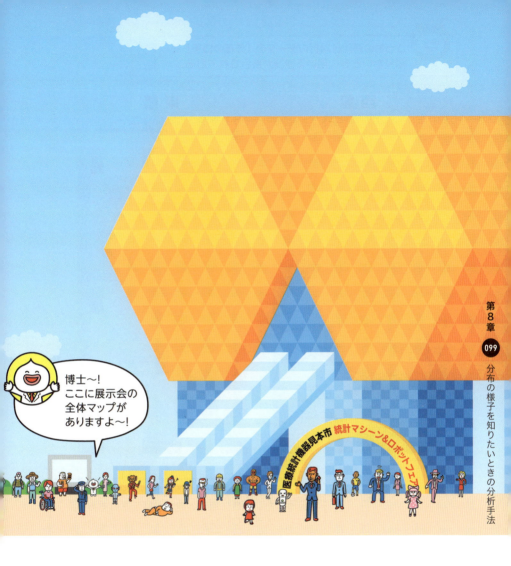

第8章

099 分布の様子を知りたいときの分析手法

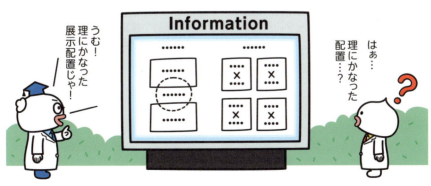

こっちの西館は項目のデータの「分布の様子」を知りたいときに用いる機器が展示されておる.

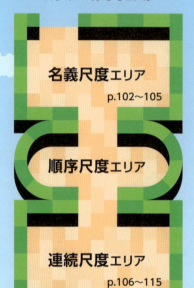

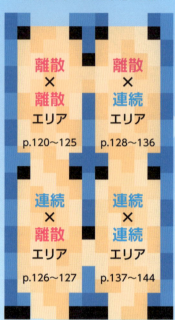

こっちの東館は,「項目間の関連性」を知りたいときに用いる機器が展示されておる.大きいロボットタイプが多いようじゃ.

よいか！データを分析するときは，まず，項目のデータの分布の様子を知りたいのか，それとも項目間の関連性を知りたいのかを最初に考えるんじゃ．次に，項目のデータの尺度を確認し，記述統計や推測統計を行うんじゃ．この分析のステップにのっとってロボットやマシーンが展示されておるからのう．

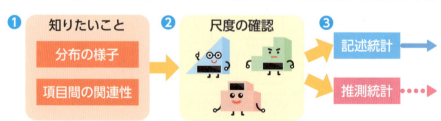

なるほど！ まず「分布の様子」か「項目間の関連性」のどちらを調べたいか，次に尺度の種類によってマシーンやロボットを決めるんですね．

 マシーンは記述統計，ロボットは推測統計のときに用いるのじゃ．それぞれの機器に採取したデータを入れると分析結果が出てくる，という仕掛けじゃ．

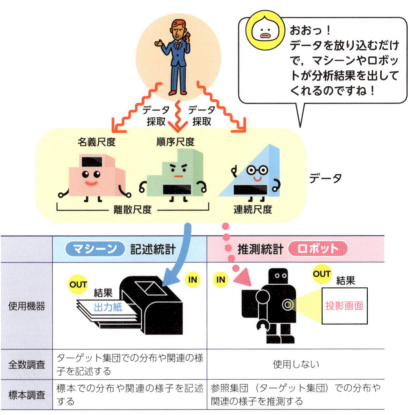

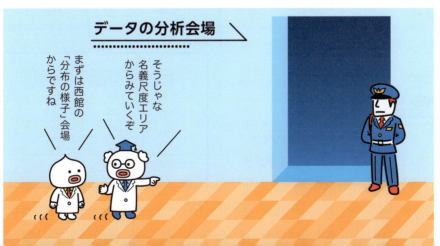

② 名義尺度データの分布の様子を知りたい

さっそく，デモ機を使わせてもらいましょう！

それでは，ケラ汁を飲んでいる200人分の血液型のデータを入れてみなさい．

名義尺度データの分布の様子を数値的に表現します
度数分布表マシーン

[材料]
1項目の名義尺度データ

研究者なら必ずもっている基本のマシーンです

Out put

血液型	度数	割合
A型	60	0.30
B型	36	0.18
O型	82	0.41
AB型	22	0.11
合計	200	1

[065]
度数

　選択肢に該当するデータの個数．アンケート調査では該当する選択肢を選んだ人の数．

名義尺度データの分布の様子を視覚的に表現します
名義尺度グラフマシーン

[材料]
1項目の名義尺度データ

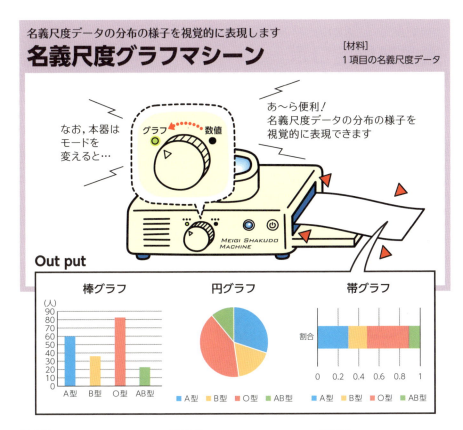

Out put

[066]
棒グラフ

横軸に項目の選択肢を並べ，各選択肢の度数を縦に積み上げて作成した棒状のグラフ．

[067]
円グラフ

選択肢の割合に応じて扇形の中心角をさだめ（中心角＝360×割合），選択状況を円の分割で表現したグラフ．

[068]
帯グラフ

選択肢の割合に応じて帯を分断して選択状況を表現したグラフ．

マシーンにデータを入れるとその分布の様子がよくわかりますね．

マシーンは記述統計で用いるんじゃったな．検定を行う際に使うのは次のロボットじゃ！

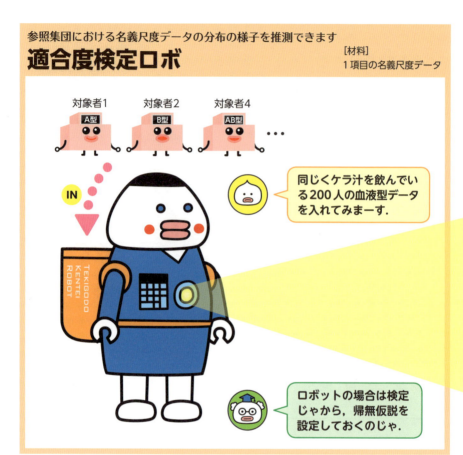

[069]
割合の点推定

　ターゲット集団または参照集団全員を調べたときの各選択肢の選択割合がどれくらいになるのかを1つの値で表現します．

[070]
割合の区間推定

　ターゲット集団または参照集団全員を調べたときの各選択肢の選択割合がどれくらいになるのかを区間で表現します．

このロボットは，どのような帰無仮説を立てるのでしょう？

参照集団全員を調べたときの各選択肢の割合のすべての和が1になるように分析者が定めるのじゃ．

Out put

帰無仮説：チェケラ町でケラ汁を飲んでいる集団の血液型が
A型の割合が1/4，B型の割合が1/4，
O型の割合が1/4，AB型の割合が1/4

検定の結果：p値＜0.0001

点推定・区間推定の結果

	割合の点推定	割合の95％信頼区間
A型	0.3000	0.2407〜0.3668
B型	0.1800	0.1329〜0.2391
O型	0.4100	0.3442〜0.4792
AB型	0.1100	0.0738〜0.1609

検定結果から判断

有意水準（0.05）よりもp値が小さいので帰無仮説は誤っています，つまり「チェケラ町でケラ汁を飲んでいる集団の血液型がA型の割合が1/4，B型の割合が1/4，O型の割合が1/4，AB型の割合が1/4です」という仮説は誤っています．

全員を調べたときにわかる割合が，95％の確率で含まれる区間（95％信頼区間）も結果に出ているのう．

どうやら血液型は均等に分布していないようですね．

次は連続尺度エリアに行ってみよう．

③ 連続尺度データの分布の様子を知りたい

ここには，連続尺度データの分布の様子を確認できるマシーンやロボットが展示されているのじゃ

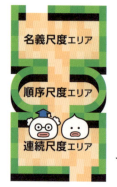

連続尺度なので私が用意したケラ汁を飲んでいる人だけの年齢のデータを入れてみますね

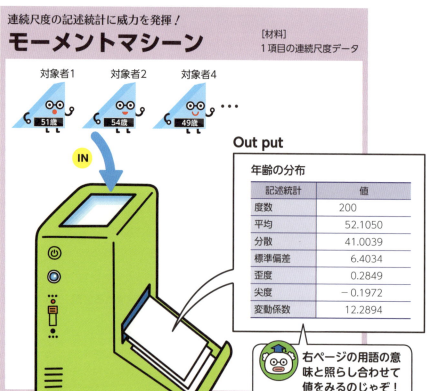

連続尺度の記述統計に威力を発揮！
モーメントマシーン

[材料]
1項目の連続尺度データ

Out put

年齢の分布

記述統計	値
度数	200
平均	52.1050
分散	41.0039
標準偏差	6.4034
歪度	0.2849
尖度	−0.1972
変動係数	12.2894

右ページの用語の意味と照らし合わせて値をみるのじゃぞ！

[071]
平均

分布の中心を表します．すべてのデータの値の和をデータの個数で割って求めます．

$$\text{平均値}\quad \bar{x} = \frac{x_1 + x_2 + \cdots + x_n}{n}$$

（n：データ数）

[072]
分散 〈記述統計〉

分布の広がり具合，ばらつきを表します．すべてのデータについて値から平均を引いて2乗した値を求め，それらの和をデータの個数で割って求めます．

$$\text{分散}\quad s^2 = \frac{(x_1 - \bar{x})^2 + (x_2 - \bar{x})^2 + \cdots + (x_n - \bar{x})^2}{n}$$

（$\bar{x}$：平均値，n：データ数）

[073]
標準偏差 〈記述統計〉

分散の平方根．

$$\text{標準偏差}\quad s = \sqrt{\frac{(x_1 - \bar{x})^2 + (x_2 - \bar{x})^2 + \cdots + (x_n - \bar{x})^2}{n}}$$

[074]
歪度（わいど）

分布の歪み具合を表します．

歪度＝負：ピークが右
歪度＝0：正規分布
歪度＝正：ピークが左

[075]
尖度（せんど）

分布の尖り具合を表します．

尖度＝負
尖度＝0：正規分布
尖度＝正

※正規分布の尖度を0とする場合

[076]
変動係数

標準偏差を平均で割って100倍したもの．一般に，平均が大きくなるとそれに伴い標準偏差も大きくなります．平均が大きく異なる分布のばらつき具合を相対的に比較するときは，平均の大きさを考慮する必要があり，その際，この変動係数が用いられます．

第8章 分布の様子を知りたいときの分析手法

モーメントとは分布の特徴を数値化する工夫と覚えておけばよいぞ．このモーメントマシーンには視覚化モードがあって，ヒストグラムマシーンとしても使えるぞ．

視覚化されているほうが分布の様子がつかみやすいですからね．

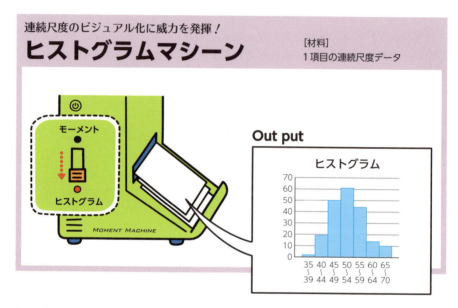

[077]
ヒストグラム

　横軸に項目の数値軸をとり，一定の間隔で区切り，その区間内のデータの個数を上に積み上げて作成したグラフ．棒グラフの一種．

ケラ汁を飲んでいる人は50〜54歳が多いというのがよくわかります！

記述統計を眺めるのは大事な作業じゃ．
次は推測統計じゃな．連続尺度の検定を行うロボットじゃぞ．

1標本t検定ロボット

参照集団における連続尺度データの分布の様子（平均値）を推測できます

[材料] 連続尺度データ

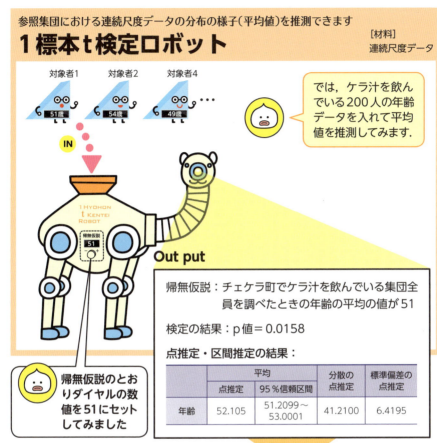

[078] 平均の点推定

参照集団全員を調べたときの平均の値がどれくらいになるのかを1つの値で表現します．すべてのデータの値の和をデータの個数で割って求めます．

[079] 平均の区間推定

参照集団全員を調べたときの平均の値がどれくらいになるのかを区間で表現します．

[080]
分散の点推定

参照集団全員を調べたときの分散の値がどれくらいになるのかを1つの値で表現します．すべてのデータについて値から平均を引いて2乗した値を求め，それらの和を**データの個数から1引いた値で割って**求めます．

[081]
標準偏差の点推定

参照集団全員を調べたときの標準偏差の値がどれくらいになるのかを1つの値で表現します．分散の点推定値の平方根．

 次のロボットは1標本t検定ロボットの亜種じゃ．治療前後のように2つの項目のデータ（連続尺度）の分布のズレ（平均値の違い）に興味があるときに用いられる．2つの項目の差について「平均の値が0」という帰無仮説で1標本t検定を行うことと同じじゃ．

 ここに，いま開発中のプルプル病治験薬の投与前後の唇の厚さを比較するデータがある．この場合，まず投薬前後で差をとって前後差を求めるんじゃ．

 投薬前後でどれだけ唇の厚さが変化したか患者1人ひとりについて知りたいということですね．

データ①：プルプル病治験薬を投与した10人の患者の投与前後の唇厚

患者番号	唇厚	
	投与前	投与後
3	27	16
8	22	16
10	26	20
12	23	16
16	27	24
18	22	17
19	21	15
24	26	18
26	26	19
29	29	26

データ②：投与後の唇厚から投与前の唇厚を引いた前後差のデータ

患者番号	前後差
3	－11
8	－6
10	－6
12	－7
16	－3
18	－5
19	－6
24	－8
26	－7
29	－3

 では，データ①の2つの項目（投与前・投与後）をロボットに入れてみま〜す．

 前の1標本t検定ロボットにデータ②を入れてダイヤルを0にして分析するのと同じじゃな．

参照集団における2項目間の連続尺度データの平均値の違いを推測できます　[材料]
2項目の連続尺度データの差

対応のある*t検定ロボット

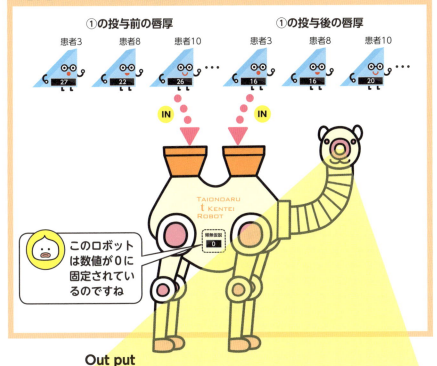

Out put

帰無仮説：チェケラ町のプルプル病患者全員にプルプル病治験薬を投与したときの唇厚の前後差の平均の値が0（プルプル病治験薬に唇のはれを治す効果がない）

検定の結果：p値＜0.0001

検定結果から判断

有意水準（0.05）よりもp値が小さいので帰無仮説は誤っています．つまり「チェケラ町のプルプル病患者全員にプルプル病治験薬を投与したときの唇厚の前後差の平均の値は0ではない（プルプル病治験薬には唇のはれを治す効果がある）」という結論が得られます．

＊「対応のある場合」と「対応のない場合」とは？
「対応のある場合」とは，たとえば薬剤を投与してその人達の前後の変化を比較する場合．「対応のない場合」とは，A群とB群でそれぞれ異なる薬剤を投与して投与した際のデータを比較する場合．

あれ…？ 連続尺度のブースが続きますね．何か違いがあるのですか？

うーむ，基本となる思想が違うんじゃ．これまでは最尤法*という思想に基づいておったんじゃが，ここからはデータを並べて順位を利用して考えるという思想じゃ（パラ好き協会とノンパラ愛友会の講演会 ➡ p.116参照）．

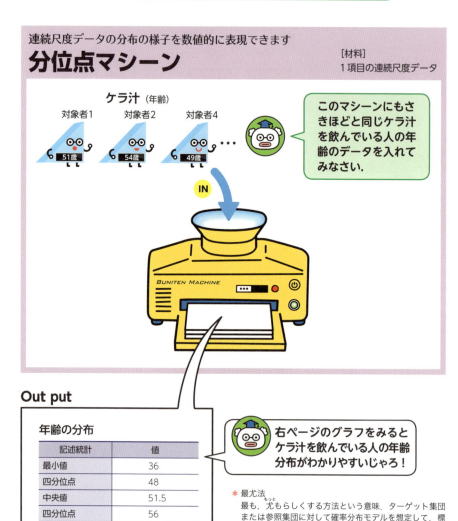

連続尺度データの分布の様子を数値的に表現できます
分位点マシーン

[材料]
1項目の連続尺度データ

ケラ汁（年齢）

対象者1: 51歳　対象者2: 54歳　対象者4: 49歳 …

このマシーンにもさきほどと同じケラ汁を飲んでいる人の年齢のデータを入れてみなさい．

IN

BUNITEN MACHINE

Out put

年齢の分布

記述統計	値
最小値	36
四分位点	48
中央値	51.5
四分位点	56
最大値	68

右ページのグラフをみるとケラ汁を飲んでいる人の年齢分布がわかりやすいじゃろ！

* 最尤法
　最も，尤もらしくする方法という意味．ターゲット集団または参照集団に対して確率分布モデルを想定して，標本のデータが出現する確率が最大になる（出現が最も尤もらしくなる）ようにモデルのパラメータを決めるという推測理論（推測の方法論と正規分布 ➡ p.163参照）．

[082]
最小値

データの値で最も小さい値．値の小さい順に並べたとき先頭になります．

[083]
最大値

データの値で最も大きい値．値の小さい順に並べたとき最後尾になります．

[084]
中央値

データを値の小さい順に並べたときにちょうど真ん中にくる値．データの個数が偶数個の場合は真ん中にくる値が存在しないので，その前後の値を足して2で割った値を中央値にします．

[085]
四分位数（点）

最小値と中央値の間，および中央値と最大値の間で真ん中にくる値．前者を第1四分位数，後者を第3四分位数と呼びます．ちなみに，第2四分位数は中央値のこと．

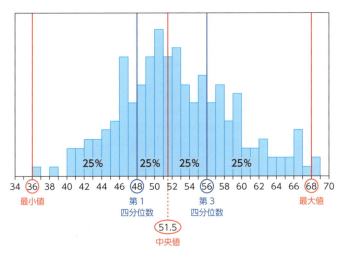

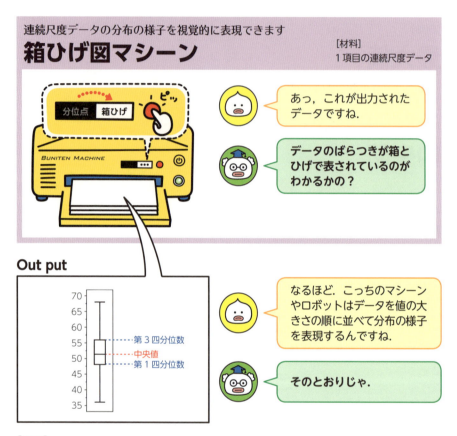

[086]
箱ひげ図

　まず第1四分位数と第3四分位数で箱を作り，データのばらつきの様子を表現するために箱からひげを伸ばします．箱は中央値で仕切られます．ひげは最小値，最大値まで伸ばすか，第1四分位数から第3四分位数までの長さの1.5倍まで伸ばします．

 次が「分布の様子」会場で最後のロボットじゃ．

参照集団における2項目間の連続尺度データの差の中央値を推測できます

符号付順位検定ロボット

[材料]
2項目の連続尺度データ
(の差)

このロボットは対応のあるt検定ロボットの中央値バージョンじゃ.「対応のあるt検定ロボット」(p.111) と形はよく似ておるのじゃ.

さっきのt検定ロボットのときのデータを入れてみますね.

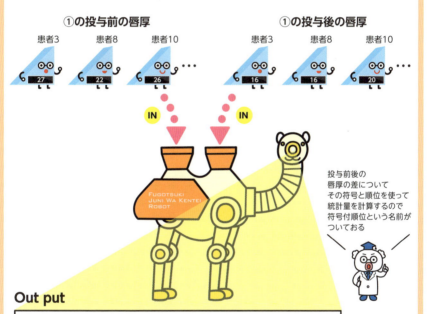

①の投与前の唇厚 — 患者3: 27, 患者8: 22, 患者10: 26 …
①の投与後の唇厚 — 患者3: 16, 患者8: 16, 患者10: 20 …

投与前後の唇厚の差についてその符号と順位を使って統計量を計算するので符号付順位という名前がついておる

Out put

帰無仮説:チェケラ町のプルプル病患者全員に治験薬を投与したときの唇厚の前後差の中央値が0

検定の結果:p値<0.0001

検定結果から判断

有意水準(0.05)よりもp値が小さいので帰無仮説は誤っています,つまり「チェケラ町のプルプル病患者全員に治験薬を投与したときの唇厚の前後差の中央値は0ではない(プルプル病治験薬には唇のはれを治す効果がある)」という結論が得られます.

第8章 分布の様子を知りたいときの分析手法

次に東館の「項目間の関連性」会場に行こうかの.

あれ？ 順序尺度のマシーンはないのですか？

マップをよくみなさい.

順序尺度のエリアは名義尺度エリアと連続尺度エリアにまたがってます…？

順序尺度は基本的に名義尺度エリアにあるマシーンやロボットを使うんじゃが，その順序性を意識して分布の様子を調べるときには連続尺度エリアにあるマシーンやロボットを使うこともあるんじゃ.

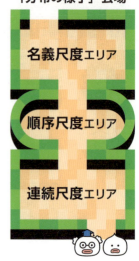

基本は名義尺度で，順序性を意識するときは連続尺度ですね.

そうじゃ！ それと，名義尺度と順序尺度は離散尺度であるということを，よ〜く覚えておくのじゃぞ．離散尺度はこのあと，よく使われるからのう．

はい.

「項目間の関連性」会場に行く前に，パラ・ノンパラの講演会を聞いておこう．

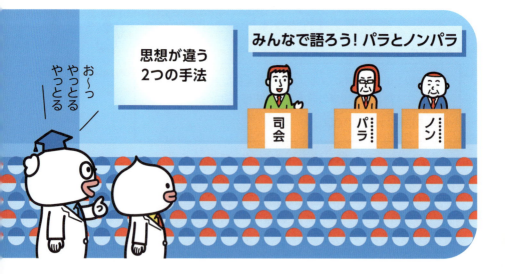

Column　パラメトリック手法とノンパラメトリック手法

本日は，皆さんも知りたがっているパラメトリック手法とノンパラメトリック手法について討論していただきます．パラ好き協会会長のパラさんとノンパラ愛友会会長のノンさんお願いいたします．
まずは，２つの手法の成り立ちを簡単にご説明ください．

パラメトリック手法は，データ分析の際に必要になる確率計算のために，パラメータと呼ばれる値のわからない数（未知母数）を含んだモデルを想定します．たとえば，t検定（p.109, 111）では，平均パラメータと標準偏差パラメータを含んだ正規分布モデルをターゲット集団（母集団）に想定します．その想定のもとで，データを利用して条件を満たすパラメータを求めたり（推定），パラメータに仮説値をおいてデータの出現確率を利用して仮説値が誤っているかどうかの判定を行います（検定）．

●正規分布のグラフと関数

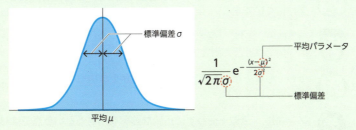

ノンパラメトリック手法は，データを順位や符号に置き換えて，並べ替えや組み合わせの理論を利用して確率計算を行います．たとえばU検定（p.136）では，データを順位データに置き換え，２つのターゲット集団の分布は同一であるという仮説（帰無仮説）のもとで，２グループ間のデータの入れ替えを行い，その都度，順位和を求めて順位和の分布を用意してデータの出現確率を求めます．この確率をもとに帰無仮説が誤っているかどうかの判定を行います．

確率を計算する手順や考え方が違うんですね．討論しやすくするために，お２人が例にあげた，t検定とU検定に話題を限定しましょう．「正規分布に従っていない場合はU検定」という話を耳にしますがお２人はどうお考えですか？

確かにt検定では，正規分布モデルをターゲット集団に想定しますが，その想定が誤っていたとしても結果の妥当性は失われません．たとえば，正規分布の想定が誤っている状況で，有意水準５％でt検定を行い

帰無仮説を否定したとしましょう．その場合，正しく分布モデルを想定して得られた平均に関する検定を行うと，有意水準5％で帰無仮説は否定されます．つまり，想定が誤っていたとしても，帰無仮説が正しいときに帰無仮説を誤って否定してしまう確率は5％以下になっているということです．

パラ会長のいうとおりです．ここでの問題は，帰無仮説が誤っているときに帰無仮説を否定できる力（検出力）が，正規分布の想定が誤っている状況でのt検定では低下するということです．ではその状況で必ずU検定の検出力がt検定より高くなるかというと，それはケースバイケースということになりますね．しばしば，正規分布の想定が誤っているときにt検定は使えないと思っている人がいますが，それは誤解ですね．

ノン会長，補足ありがとうございます．正規分布の想定が誤るというか，無視できない外れ値がある場合なんかは，t検定はその影響を強く受けてしまうので，U検定のほうがよいように思います．

そうですね．U検定はデータを順位で置き換えますから外れ値の影響は受けにくいですね．

なるほど．では，「標本のサンプル数が少ない場合はU検定」という話についてはどうお考えですか？

そもそもターゲット集団からの情報が少ないってことですからU検定でも厳しいですね．

ノン会長．近似を使わずに正確な確率を出せるという点ではU検定はいいんじゃないですか？ とはいえ，情報が少ないってことには変わりはありませんね．

はっ，はっ，はっ（笑）．

結局，どちらを使っても，データが少ないなりの結果ってことですね．最後に，使い分けのポイントとかありますか？

ポイントですかぁ…．そうですねぇ～．パラメトリック手法ではデータの実測値をそのまま分析に用いますから，その点が分析の目的と合致するかがポイントではないでしょうかねぇ．ノン会長，いかがですか？

確かに．ノンパラメトリック手法ではデータを順位や符号に置き換えるので，分析結果を利用する方々がその点を許容できるかがポイントになるかもしれませんね．

まぁ，データ分析担当者の思想によるところともいえますね．本日はどうもありがとうございました！

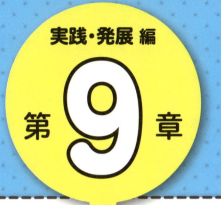

実践・発展 編

第 **9** 章

項目間の関連性を知りたいときの分析手法

前章に引き続き分析手法を紹介します．本章では，複数の項目間の関連性を調べるために実施される主要な分析方法を，対象となる項目のデータ尺度の組み合わせ別に紹介します．

これまでと同様，登場するマシーンは記述統計手法に，ロボットは推測統計手法に対応しておるぞ！

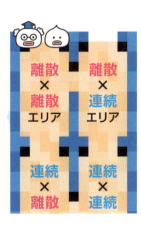

離散尺度×離散尺度の場合

ここは項目の尺度の組み合わせでエリアが分かれているんじゃ．まずは離散尺度×離散尺度エリアをのぞいてみるかの．

一番興味のあるところは，ケラ汁とプルプル病の関連性ですね．

項目の役割を考えるとケラ汁が「原因」でプルプル病が「結果」じゃな．データを入れてみるぞ．

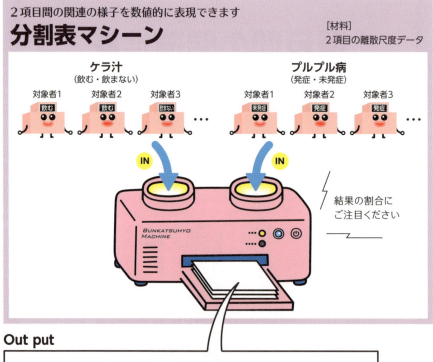

Out put

ケラ汁	プルプル病		合計
	発症 度数（割合）	未発症 度数（割合）	
飲まない	92 (0.46)	108 (0.54)	200
飲む	64 (0.32)	136 (0.68)	200

このマシーンは，モードを切り替えることにより，同じデータを視覚的に出力できるモザイクマシーン機能もあるんじゃ．

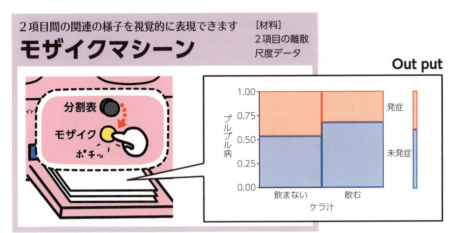

[087]
割合

度数[065] を合計数で割ったもの．合計数として，総合計，列合計，行合計の3つが考えられ，それぞれにおいて割合を求めることができます．興味に応じて使い分けます．

[088]
モザイク図

2項目間の選択肢の選択の様子をモザイク模様で表現したグラフ．まず，一方の項目（X）の選択肢別に他方の項目（Y）の選択肢の選択のされ方を縦型の帯グラフで表します．Xの選択肢別に作られた縦型の帯グラフを，高さをそろえて，幅をXの選択肢の度数に応じて変化させて結合して作ります．

400人の様子をみたところ，ケラ汁を飲んでいる人のほうがプルプル病を発症する人の割合は小さいみたいですね．

チェケラ町全体ではどうなるか検定してみるかの．

ここから因果関係を調べるロボットが出てくるぞ．

参照集団における2項目間の関連の様子を検定できます

χ^2検定ロボット

[材料]
2項目の離散尺度データ

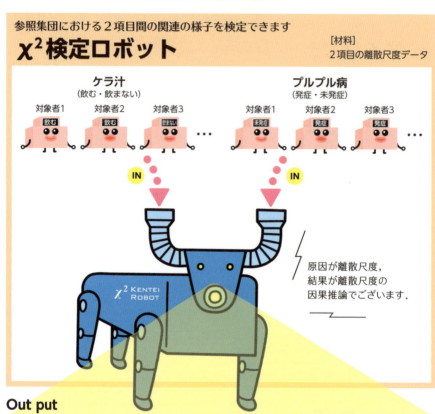

原因が離散尺度，結果が離散尺度の因果推論でございます．

Out put

帰無仮説：ケラ汁とプルプル病（発症・未発症）は無関係（ケラ汁を飲んでいても飲んでいなくてもプルプル病の発症の様子に違いは無い）

検定の結果：p値＝0.0041

検定結果から判断

有意水準（0.05）よりもp値が小さいので帰無仮説は誤っています，つまり「ケラ汁とプルプル病（発症・未発症）には関係がある」という結論が得られます．

ケラ汁を飲んでいるか飲んでいないかによってプルプル病の発症の様子に違いが出るようですね．

次のロボットにも同じデータを入れてみますね.

うむ. このロボットは確率計算に近似を用いない χ^2 検定の正確版という性能をもっておる

参照集団における2項目間の関連の様子を検定できます

FisherのExact検定ロボット

[材料] 2項目の離散尺度データ

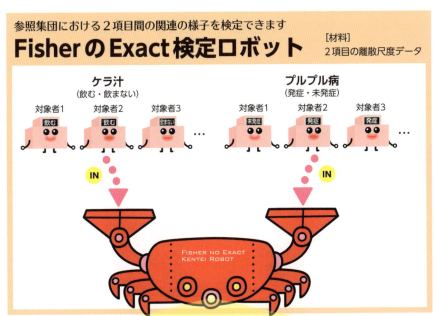

Out put

帰無仮説：ケラ汁とプルプル病（発症・未発症）は無関係（ケラ汁を飲んでいても飲んでいなくてもプルプル病の発症の様子に違いは無い）

検定の結果：p値＝ 0.0056

検定結果から判断

有意水準（0.05）よりもp値が小さいので帰無仮説は誤っています，つまり「ケラ汁とプルプル病（発症・未発症）には関係がある（ケラ汁を飲んでいるか飲んでいないかによってプルプル病の発症の様子に違いが出る）」という結論が得られます．

博士！ 標本の様子と検定結果から，ケラ汁を飲んでいるとプルプル病の発症割合が低いようですね．

検定の結果をみる限りそのようじゃが，この研究は観察研究じゃからの（p.67）．

 交絡バイアスが気になりますね．

 次のロボットが順序尺度を扱えそうじゃの．喫煙習慣とプルプル病，ケラ汁の関連を調べてみるぞ．順序尺度の順序性を考慮に入れて関連の様子を推測したい場合に使用するのじゃ．

 ここでいう順序性とは喫煙習慣が「ない」「ある」「かなりある」のことですね．

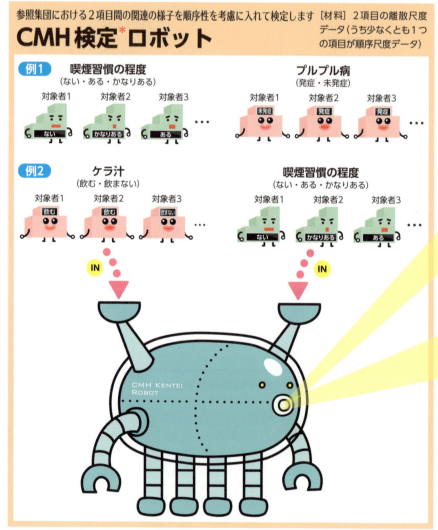

＊ CMH検定：Cochran-Mantel-Haenszel検定

喫煙習慣はプルプル病発症の予後因子でケラ汁と関連をもっているみたいです．さきほどのケラ汁がプルプル病発症を抑えているという結果には交絡バイアスが含まれている可能性がありますね．

喫煙習慣の影響を考慮してケラ汁とプルプル病の関連性をみる必要がある．どうじゃ．関連性をみるとなると結構複雑じゃろ？

どの項目が交絡を起こす可能性があるのか，みつけるのは大変ですね．性別などほかの項目についてもしっかり調べておきます．

例1 Out put

帰無仮説：「喫煙習慣とプルプル病（発症・未発症）は無関係．（喫煙習慣の程度が増してもプルプル病の発症は変化しない）」

検定の結果：p値＜0.0001

検定結果から判断

有意水準（0.05）よりもp値が小さいので帰無仮説は誤っています，つまり「喫煙習慣とプルプル病（発症・未発症）には関係がある」という結論が得られます．

例2 Out put

帰無仮説：「ケラ汁と喫煙習慣は無関係．（ケラ汁を飲んでいるか飲んでいないかによって喫煙習慣の様子が変化しない）」

検定の結果：p値＜0.0001

検定結果から判断

有意水準（0.05）よりもp値が小さいので帰無仮説は誤っています，つまり「ケラ汁と喫煙習慣には関係がある」という結論が得られます．

この結果から
「① 喫煙習慣の程度が増すとそれにあわせてプルプル病の発症が増加もしくは減少する」
「② ケラ汁を飲んでいるか飲んでいないかによって喫煙習慣の程度が増すもしくは減る」
ということがわかりますね．

② 連続尺度×離散尺度の場合

まずは原因の項目が連続尺度で，結果の項目が離散尺度の場合じゃな．プルプル病の研究データで，年齢がプルプル病の発症に影響を与えるか調べてみるぞ．

はい，ここは私のデータですね．原因の項目に年齢を，結果の項目にプルプル病発症の有無を入れま〜す．

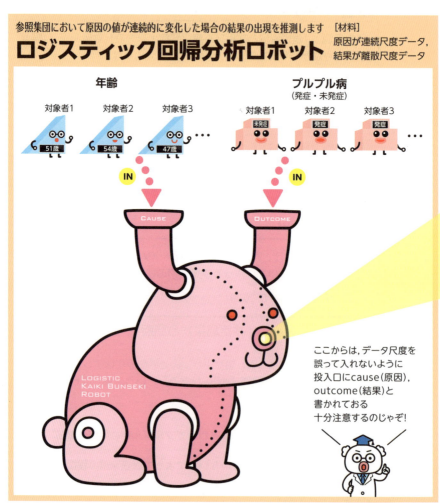

※ 結果の項目の，選択肢の出現に関する対数オッズ（確率のオッズの対数をとったもの）に対して，原因の項目を用いた一次式を想定するモデル．

ここは，連続尺度のロボットが出てくるのですね

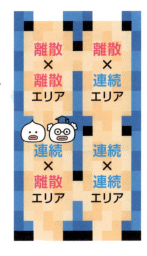

連続尺度データは情報を多くもっているので，このあといっぱい出てくるぞ

Out put

分析結果

項	推定値	p値
切片	−3.7726	<0.0001
年齢	0.0647	<0.0001

帰無仮説：年齢とプルプル病は無関係（チェケラ町の全員を調べて同様の分析を行ったときの年齢にかけ算される係数が0）

検定の結果：p値＜0.0001

検定結果から判断

有意水準（0.05）よりもp値が小さいので帰無仮説は誤っています．つまり「年齢とプルプル病には関係がある（チェケラ町の全員を調べて同様の分析を行ったときの年齢にかけ算される係数は0ではない）」という結論が得られます．

年齢はプルプル病発症の予後因子のようですね．

そのようじゃな．おっ，次のブースは原因の項目が離散尺度で結果の項目が連続尺度の場合じゃな．

③ 離散尺度×連続尺度の場合

 あの…，私の研究データだと，どの項目をマシーンに入れたらいいですか？

 あまりよい例題が作れんな．しばらくはわしのデータを入れようかの．

 それでは原因の項目にウスビルとハレヒーク，プラセボのデータを入れてみますね．

 うむ．結果の項目は唇厚の前後差じゃな．

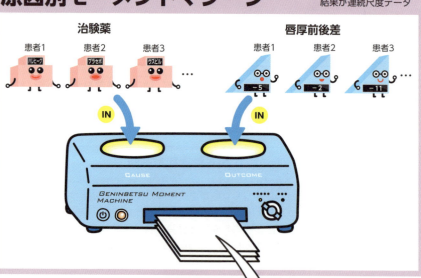

 出力内容はモーメントマシーン（p.106）に準ずるんじゃ．

原因で層別して結果の連続尺度データの分布を視覚的に表現します

原因別平均グラフマシーン

[材料]
原因が離散尺度データ，
結果が連続尺度データ

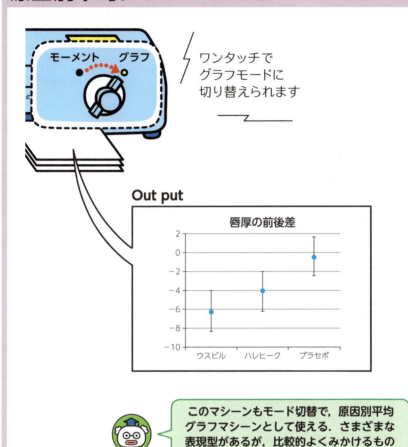

ワンタッチで
グラフモードに
切り替えられます

Out put

唇厚の前後差

このマシーンもモード切替で，原因別平均グラフマシーンとして使える．さまざまな表現型があるが，比較的よくみかけるものを例示しておくぞ．

研究に参加した対象の結果をみる限り，ウスビルが一番唇厚を薄くしていますね．

そうじゃの．もっと多くの患者に投与した場合を検定で考察してみるかの．

原因の選択肢によりできる複数の参照集団での結果の平均値を推測します　[材料]
一元配置分散分析ロボット
原因が離散尺度データ，結果が連続尺度データ

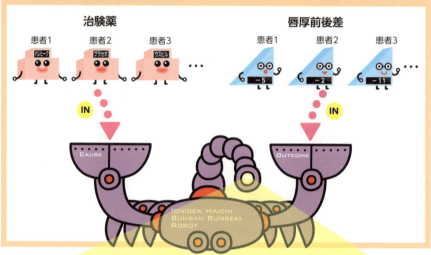

Out put

分析結果

要因	自由度	平方和	平均平方	F値	p値
使用薬剤	2	160.067	80.0333	16.2596	<.0001
誤差	27	132.900	4.9222		
全体（修正済み）	29	292.967			

帰無仮説：使用薬剤は前後差に影響を与えていない（各使用薬剤の前後差の平均値はすべて等しい）

検定の結果：p値＜0.0001

検定結果から判断

有有意水準（0.05）よりもp値が小さいので帰無仮説は誤っています，つまり「使用薬剤は前後差に影響を与えている（どの薬剤を使用するかによって前後差の平均値が変わる）」という結論が得られます．

 博士．やはり使用する薬剤によって唇の薄くなり方が変わるみたいですよ．

 うむ．これは期待できそうじゃの．

ウスビルとハレヒークの間には効果に違いがあるんでしょうか？

 次のロボットで確認してみるかの．帰無仮説は「ウスビルを使用した集団とハレヒークを使用した集団の前後差の平均値は等しい」にするぞ．

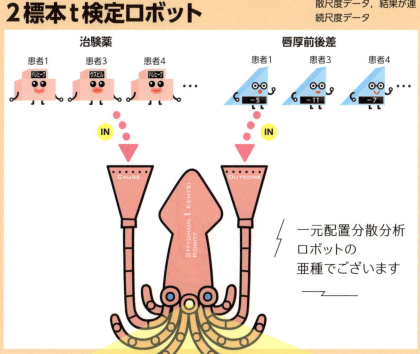

Out put

帰無仮説：使用薬剤（ウスビルかハレヒーク）は前後差に影響を与えていない

検定の結果：p値 = 0.0530

検定結果から判断

有意水準（0.05）よりもp値が大きいので帰無仮説に対する判断は保留，つまり「使用薬剤（ウスビルかハレヒーク）は前後差に影響を与えていない」かどうかはわかりません．

 「ウスビルを使用した集団とハレヒークを使用した集団の前後差の平均値は等しい」という仮説は誤ってはいないが，正しいかどうかはわからんのう．

原因の選択肢によりできる2つの参照集団での結果の平均値を推測します

Welchのt検定ロボット

[材料] 原因が2値の離散尺度データ，結果が連続尺度データ

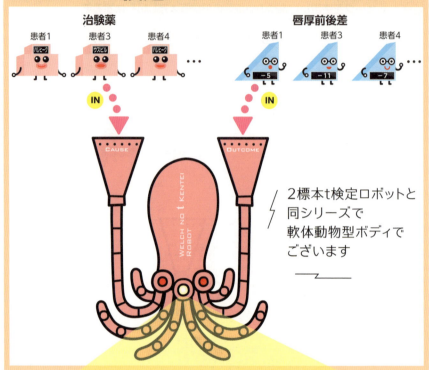

2標本t検定ロボットと同シリーズで軟体動物型ボディでございます

Out put

帰無仮説：使用薬剤（ウスビルかハレヒーク）は前後差に影響を与えていない（ウスビルを使用した集団とハレヒークを使用した集団の前後差の平均値は等しい）

検定の結果：p値= 0.0530

検定結果から判断

有意水準（0.05）よりもp値が大きいので帰無仮説に対する判断は保留，つまり「使用薬剤（ウスビルかハレヒーク）は前後差に影響を与えていない」かどうかはわかりません．

これも「ウスビルを使用した集団とハレヒークを使用した集団の前後差の平均値は等しい」という仮説は誤ってはいないが，正しいかどうかは判断できんのう．

次のエリアは，いまみてきたエリアのノンパラ版じゃ．

さっきのぞいた講演会（p.117）でいってた，順位に置き換えて関連性をみていく，というやつですね．

原因で層別して結果の連続尺度データの分布を数値的に表現します

原因別分位点マシーン

[材料]
原因が離散尺度データ，結果が連続尺度データ

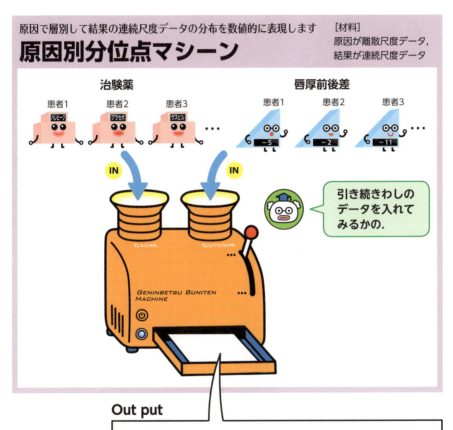

引き続きわしのデータを入れてみるかの．

Out put

使用薬剤	最小値	四分位点	中央値	四分位点	最大値
ウスビル	−11	−7.25	−6	−4.5	−3
ハレヒーク	−7	−5.25	−5	−2.5	0
プラセボ	−4	−2.25	−0.5	0.5	3

出力内容は分位点マシーン（p.112）に準ずるぞ．

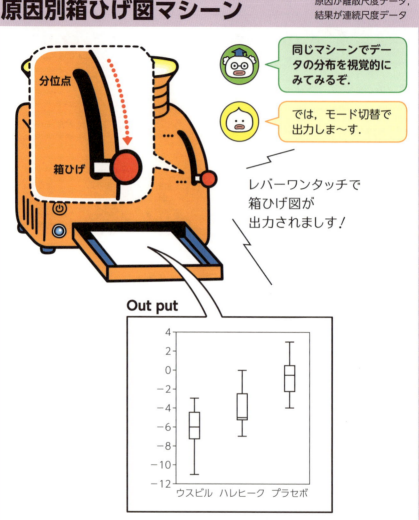

原因別箱ひげ図マシーン

原因で層別して結果の連続尺度データの分布を視覚的に表現します

[材料] 原因が離散尺度データ, 結果が連続尺度データ

パラとノンパラではみせ方も変わりますね.

次も同じデータで検定してみるかのう.

原因の選択肢によりできる複数の参照集団での結果の中央値を推測します

クラスカルウォリス検定ロボット

[材料]
原因が離散尺度データ,
結果が連続尺度データ

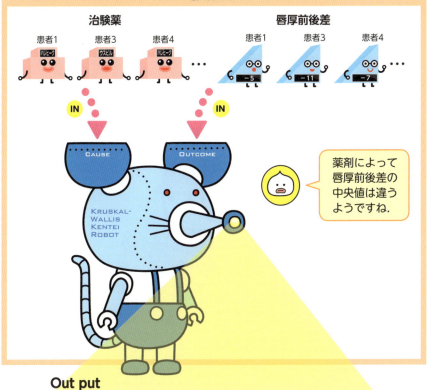

薬剤によって唇厚前後差の中央値は違うようですね.

Out put

> 帰無仮説:使用薬剤は前後差に影響を与えていない (どの薬剤を使用しても前後差の中央値はすべて等しい).
>
> 検定の結果:p値= 0.0003

検定結果から判断

有意水準 (0.05) よりも p 値が小さいので帰無仮説は誤っています,つまり「使用薬剤は前後差に影響を与えている (どの薬剤を使用するかによって前後差の中央値が変わる)」という結論が得られます.

ほかのロボットで同様にウスビルとハレヒークの間には効果に違いがあるか,みることにしよう.

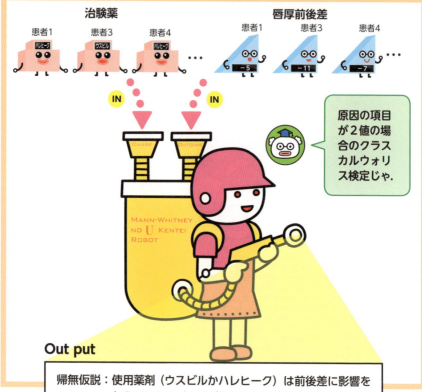

④ 連続尺度×連続尺度の場合

次は連続尺度×連続尺度ですね．
年齢とプル血球数の関係を調べようと思うのですが….

うむ．研究における項目の役割が同じ場合や，原因の項目と因子の項目の関連の様子をみたい場合は，基本的に因果関係を想定しない状況になるのう．

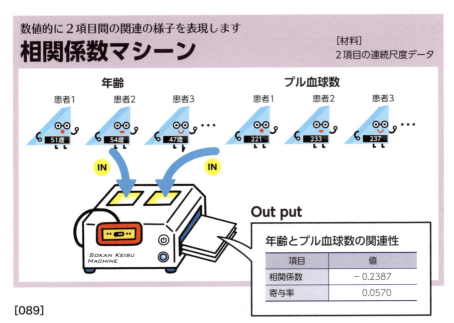

[089]
相関係数

2つの項目間の関連の様子を数値的に表現します．−1〜1の値をとり，正の値をとるときは正の相関（1に近づくほど関連が強い），0をとるときは無相関（関連がない，互いに独立），負の値をとるときは負の相関（−1に近づくほど関連が強い）と解釈できます．

[090]
寄与率（決定係数）

相関係数を2乗したもの．決定係数とも呼ばれる．一方のデータの動きを他方のデータの動きでどれだけ説明しているかを表現しています．

視覚的に２項目間の関連の様子を表現します
散布図マシーン

[材料]
２項目の連続尺度データ

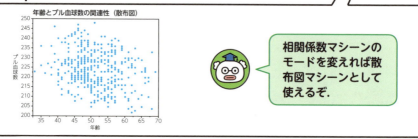

Out put

相関係数マシーンのモードを変えれば散布図マシーンとして使えるぞ．

加齢とともにプル血球数は減少するみたいですね．

400人のデータをみる限り，なんとなくそのような傾向があるみたいじゃの．チェケラ町全体でみたときどうなのか検定してみるかのう．

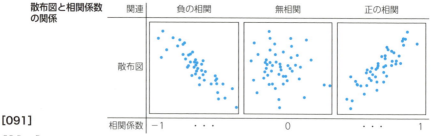

[091]
散布図

　２項目のうち一方の値を x 座標に，他方を y 座標にして，すべての対象のデータを xy 平面上にプロットしたグラフ．

参照集団全員を調べたときの相関係数について推測します
無相関の検定ロボット1号

[材料]
2項目の連続尺度データ

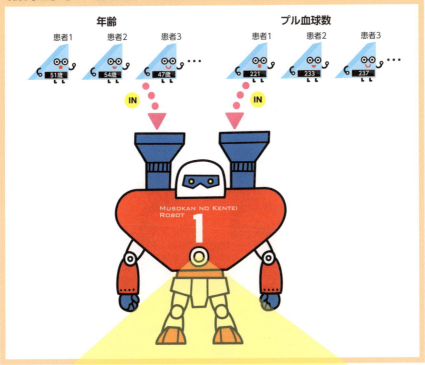

Out put

帰無仮説：年齢とプル血球数は無関係（チェケラ町の全員を調べたときの相関係数は0）

検定の結果：p値＜0.0001

検定結果から判断

有意水準（0.05）よりもp値が小さいので帰無仮説は誤っています，つまり「年齢とプル血球数は無関係ではない（チェケラ町の全員を調べたときの相関係数は0ではない）」という結論が得られます．

加齢とともにプル血球数は減少するような結果が出ていますね．

次は，因果関係を想定して分析してみるかの．年齢とプル血球数の関係をみる場合は，本来次の分析をするのが一般的じゃな．

え〜っと．年齢が原因の項目でプル血球数が結果の項目ですね．

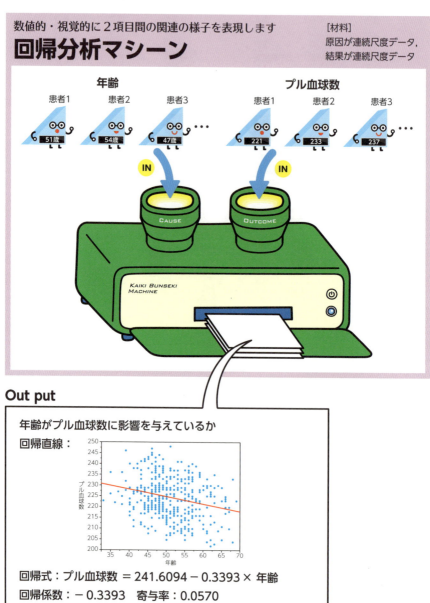

Out put

年齢がプル血球数に影響を与えているか

回帰直線：

回帰式：プル血球数 ＝ 241.6094 − 0.3393 × 年齢

回帰係数：− 0.3393　寄与率：0.0570

おおよそのプル血球数は242から年齢を0.34倍した値を引くと求められるみたいです．

 ただ寄与率が低いので，対象によっては求めた値が実際の値と大きくずれるから注意が必要じゃな．ちなみに，回帰分析の寄与率と相関分析の寄与率（p.137）は同じになるんじゃ．

[092]
回帰直線

2つの項目間の関連の様子を直線で表現します．原因の項目をx軸に，結果の項目をy軸にした散布図において，すべての点からの距離（y軸方向の距離）の和が最小になるように引かれた直線のこと．

[093]
回帰式

回帰直線の式（$y = a + b \times x$；yは結果の項目，xは原因の項目）．

[094]
回帰係数

回帰直線の傾き．回帰式において，原因の項目の値にかけ算される係数（b）のこと．正の値をとるときは原因項目の値の増加とともに結果の項目の値も増加し，0をとるときは原因の項目とは無関係に結果の項目の値は決まり，負の値をとるときは原因項目の値の増加とともに結果の項目の値は減少します．

[095]
回帰式の寄与率（決定係数）

回帰式に原因の項目の値を代入して得られた結果の項目の予測値と結果の項目の実測値との相関係数を2乗したもの．決定係数とも呼ばれる．結果の項目のデータの動きを回帰式でどれだけ説明しているかを表現しています．

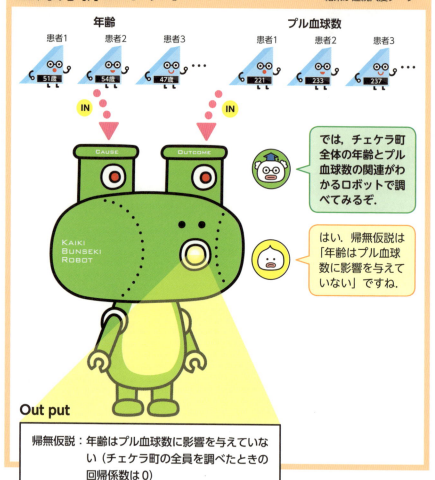

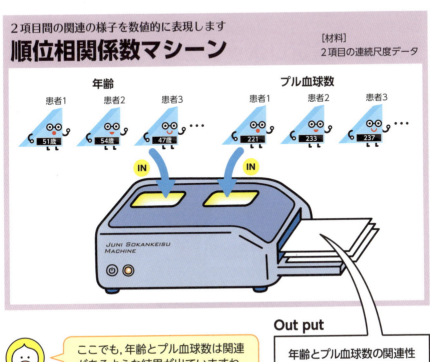

[096]

順位相関係数

2つの項目間の関連の様子を数値的に表現します．−1〜1の値をとり，正の値をとるときは正の相関（1に近づくほど関連が強い），0をとるときは無相関（関連がない，互いに独立），負の値をとるときは負の相関（−1に近づくほど関連が強い）と解釈できます．

＊1 Spearmanの順位相関係数：各項目の値を順位に置き換えて相関係数を求めたもの．
＊2 Kendallの順位相関係数：任意の2対象における2つの項目の値に対応する順位の一致の様子を数値化したもの．

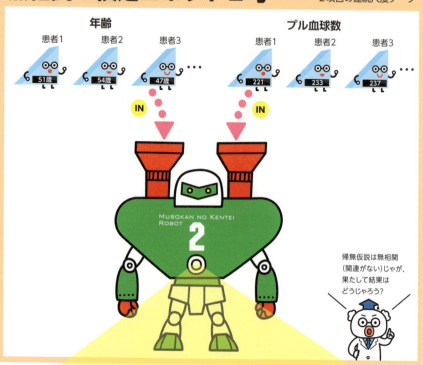

5 多変量解析

おやっ？
奥のほうにも何かの展示室がありますよ．

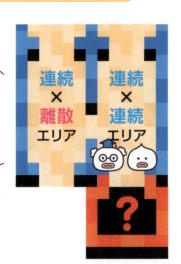

おぉ〜．原因の項目が複数存在したり，交絡バイアスの影響を考慮した分析を行ったりする際に使用するやつじゃな

「警告」って大きな看板がありますよ！

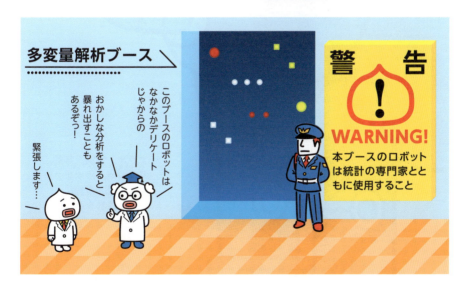

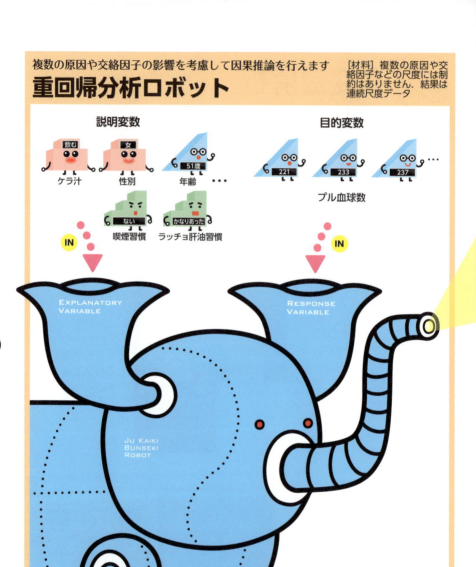

Out put

> 帰無仮説：ケラ汁，性別，年齢，喫煙習慣，ラッチョ肝油習慣はそれぞれプル血球数に影響を与えていない．

検定の結果：

項	偏回帰係数	p値（偏回帰係数）	p値（項目）
切片	241.5072	< 0.0001	
ケラ汁	0.6420	0.1794	0.1794
性別	− 4.1034	< 0.0001	< 0.0001
年齢	− 0.3660	< 0.0001	< 0.0001
喫煙習慣［ダミー変数1］	2.4412	0.0402	0.0109
喫煙習慣［ダミー変数2］	0.9379	0.4184	
ラッチョ肝油習慣［ダミー変数1］	− 0.0044	0.9964	0.5562
ラッチョ肝油習慣［ダミー変数2］	− 1.0050	0.3714	

検定結果から判断

> 項目のp値で有意水準（0.05）よりも小さくなっている性別と年齢と喫煙習慣はプル血球数に影響を与えていると判断できそうです．有意水準よりも大きくなっているケラ汁とラッチョ肝油習慣についてはプル血球数に影響を与えているかどうかについては判断できません．

 ダミー変数って何ですか？

 このようなモデルを使った分析では，離散尺度の項目はダミー変数と呼ばれる分析のための変数に置き換えられるのじゃ．連続尺度の項目は置き換えせずに数値そのものを変数として取り扱うんじゃ．次の多変量ロジスティック回帰分析ロボットも同じなので，そこでもう少し説明しようかの．

[097]
説明変数（独立変数）

分析に使用する原因の項目や因子の項目のこと．

[098]
目的変数（従属変数）

分析に使用する結果の項目のこと．

[099]
偏回帰係数

分析に使用したモデルにおいて各説明変数にかけ算される係数のこと．

 次は目的変数をプルプル病の発症にしてみようかの．

複数の原因や交絡因子などの影響を考慮して因果推論を行えます
多変量ロジスティック回帰分析ロボット

[材料] 複数の原因や交絡因子などの尺度には制約はありません．結果の項目は離散尺度データ

説明変数
ケラ汁　性別　年齢　…
喫煙習慣　ラッチョ肝油習慣

目的変数
プルプル病

ケラ汁，性別，年齢，喫煙習慣，ラッチョ肝油習慣を説明変数に，プルプル病を目的変数に設定するのじゃ

IN → E.V. *1
IN → R.V. *2

TAHENRYO LOGISTIC KAIKI BUNSEKI ROBOT

*1 E.V.：explanatory variable（説明変数）
*2 R.V.：response variable（目的変数）

Out put

帰無仮説：ケラ汁，性別，年齢，喫煙習慣，ラッチョ肝油習慣はそれぞれプルプル病に影響を与えていない．

検定の結果：

項	偏回帰係数	p値（偏回帰係数）	p値（項目）
切片	−3.7034	0.0005	
ケラ汁	−0.3306	0.0471	0.0471
性別	−0.8858	< 0.0001	< 0.0001
年齢	0.0511	0.0159	0.0159
喫煙習慣［ダミー変数1］	1.2878	0.0005	< 0.0001
喫煙習慣［ダミー変数2］	0.6647	0.0543	
ラッチョ肝油習慣［ダミー変数1］	−0.4837	0.1154	0.0030
ラッチョ肝油習慣［ダミー変数2］	−0.6475	0.0912	

検定結果から判断

項目のp値で有意水準（0.05）よりも小さくなっているケラ汁，性別，年齢，喫煙習慣，ラッチョ肝油習慣はプルプル病発症に影響を与えていると判断できそうです．

さっきのダミー変数じゃが，ケラ汁や性別を変数に置き換えるということじゃ．たとえば，ケラ汁は『飲んでいない→1』『飲んでいる→−1』，性別は『女性→1』『男性→−1』，喫煙習慣やラッチョ肝油習慣はいずれも3カテゴリの順序尺度じゃから2つのダミー変数に置き換えられておる．ダミー変数1では『ない→0』『ある→1』『かなりある→1』，ダミー変数2では『ない→0』『ある→0』『かなりある→1』と置き換えられておる．

なんか難しいですね．結局ケラ汁はプルプル病の発症を抑えているんですか？

それぞれのダミー変数の値と偏回帰係数をかけ算して出てきた値を足してごにょごにょしてプルプル病が発症するか予測するんじゃが，ケラ汁の偏回帰係数が負の値（p.147）になっておるから，飲まない（ダミー変数が1）ほうがプルプル病発症の確率が下がるみたいじゃのう．

えぇ〜．さっきは飲んだほうが抑えるって結果だったのに…．なるほど，これは専門家と一緒に使わないと駄目だぁ〜．

ほっほっほ．

Column　中間変数（因果のパス上の変数）にご用心

　「因子」には，「原因」とは関連せずに（独立に）「結果」に影響を与えるものと「原因」と関連しつつ「結果」に影響を与えるものがあります．後者が交絡因子と呼ばれ，その影響には注意が必要であることは第6章で解説しています．多変量ロジスティック回帰分析や重回帰分析を行う際には，両者とも「原因」とともに説明変数としてモデルに投入されます．前者をモデルに投入することで，「原因」と「結果」の関連性の評価の精度を高めることができ，後者をモデルに投入することで，「原因」と「結果」の関連性の評価を交絡バイアスの影響を排除して行うことができます．

　しばしば，研究では中間変数（媒介変数）と呼ばれる，「原因」から「結果」へのパスの途中にあるものが観察されます．1つの例として，看護師にある教育を実施する際，いくつかの病棟では教育を行い，ほかの病棟では教育を行わずに，一定期間各病棟の患者にインシデントが発生したかどうかを観察する研究を考えてみます．この場合，「原因」が看護師教育（実施・未実施），「結果」がインシデント（発生・未発生）となります．調査項目としては，「原因」と「結果」以外に，インシデントの発生に影響を与える項目がとられることになります．いま，実施される教育の内容に「一部の薬剤の使用を控える」というものが含まれていて，該当する薬剤が使われたかどうかも調査項目になっていたとします．この場合，「教育を受ける→一部の薬剤の使用が減る→インシデントが減る」といったパスが考えられます．教育の実施がインシデントの発生を下げることができるかを評価する場合，一部の薬剤の使用は中間変数となります．

　このような状況では，一部の薬剤の使用は交絡因子にみえます．まず，「結果」であるインシデントの発生に影響を与えているので予後因子にみえますし，教育を受けた病棟ではその使用が控えられるので，「原因」とも関連しているようにみえます．一部の薬剤の使用を交絡因子とみなし，多変量ロジスティック回帰分析のモデルに投入すると，一部の薬剤の使用と教育とで，教育がインシデント発生を下げるという影響を分け合ってしまい，教育の影響を過小評価することになってしまいます（最悪の場合，一部の薬剤の使用が教育の影響をすべて奪ってしまう）．そのため，教育の実施がインシデントの発生を下げることができるかを評価したい場合は，中間変数である一部の薬剤の使用はモデルに投入しません．このように，データの分析には研究計画・内容の理解が不可欠といえます．

実践・発展 編

第10章

率を用いた分析方法

本書はこれまで，因果推論において，結果の項目が発症，未発症のような2値の名義尺度のとき，発症割合（リスク）を因果推論に利用してきました．発症割合は集団のある時点における発症状況を示していますが，しばしば，その時点に至るまでに発症が集団内で広がっていく様子を比較して因果推論を行うことがあります．その際には発症率が利用されます．「発症割合と発症率って違うの？」と思われた方も多いでしょう．

一般に割合と率は区別なく使用されていますが，疫学では割合と率[100]を区別しています．この章では，割合と率の違いを解説し，率を利用した分析方法を紹介します．

1 率と割合って何？

 博士，いろんなマシーンやロボットの分析手法がみられて，まだ興奮しています．

 それはよかった．じゃが，まだほかにも医療統計で用いられる分析手法があるのじゃ．

 気になりますね．どんな手法なんですか？

 割合ではなく率を用いる手法じゃ．

 割合は何分の1とか，0から1で表すもの…．
率って，プロ野球の打率や勝率，テストの正解率，テレビの視聴率…．％で表すものでは…？

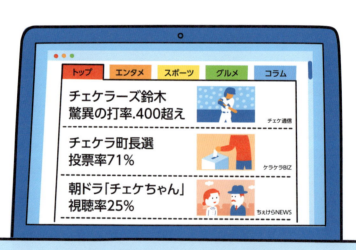

 ほっほっほ．確かに後者は百分率（％）というからの．全然違うぞ!!

 えっ？　違うものなんですか？

 疫学では割合と率は明確に区別しておる．では，割合から説明するかの．

割合は全体分の一部のような形になっているものをいうんじゃ．

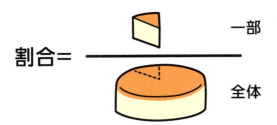

 割合に100をかけると百分率になりますが，百分率も割合ということですか？

 百分率も本質的には割合じゃな．

 では，医療統計での率って何ですか？

 続きは移動しながら説明するぞ．

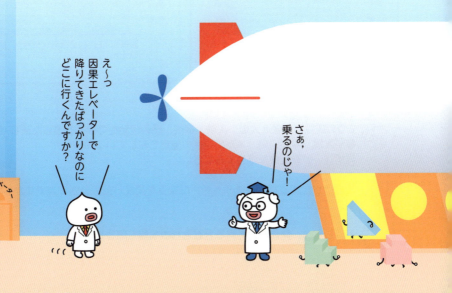

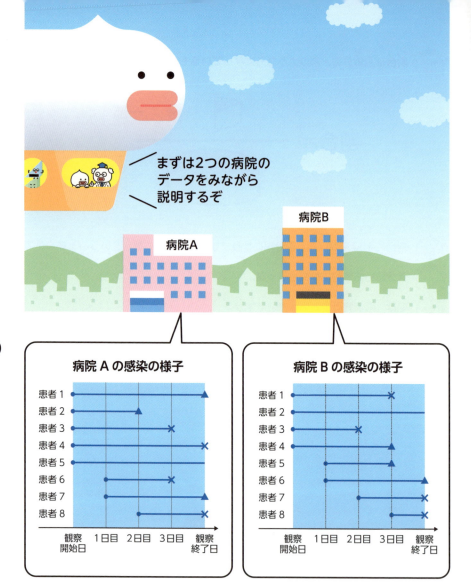

 2つの病院で患者8人の，入院，退院，感染症発症の様子を表した図じゃ．●が入院，▲が退院，×が感染症の発症を表しているんじゃ．両病院の感染割合を求めてみなさい．

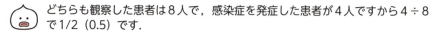 どちらも観察した患者は8人で，感染症を発症した患者が4人ですから4÷8で1/2（0.5）です．

 そうじゃな．発症割合で見るとどちらの病院も同じじゃ．

じゃあ，発症率はどうやって計算するんですか？

 発症率は感染症発症数を患者の総観察日数（延べ人数）で割るんじゃ．

$$発症率 = \frac{感染症発症数}{総観察日数（延べ人数）}$$

それぞれの患者の入院日から数えるように整理したぞ．病院Aの発症率を求めなさい．

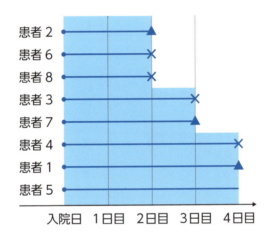

感染症を発症した患者は×の数だから4人．
総観察日数は，上から順に2＋2＋2＋3＋3＋4＋4＋4だから24日．
4÷24は1/6（0.166…）ですね．

これらの8人の患者を1つの集団と考えると，この集団は集団として何日観察されているかのう？

一部の患者は途中で観察されなくなっているので…．8人の患者の平均観察日数が集団としての観察日数ですか？

 そのとおり！

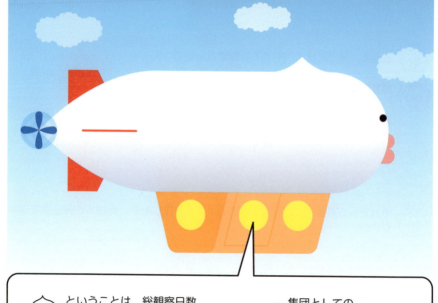

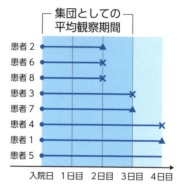

 ということは，総観察日数24を8人で割ると3だから，集団として3日観察されてます．

 集団としての平均観察期間ということじゃ．

 ところで，病院Aの集団での感染症の発症割合はいくらじゃったかのう？

 1/2（0.5）でした．

 この集団は，最初は誰も感染症を発症していなかったのじゃから，集団として3日観察して感染症の発症割合が0から1/2になったことになるのう．ということは，集団を1日観察するごとに平均して発症割合がどれくらいずつ増えたことになるかのう？

 3日で1/2だから1/2を3で割ると…，1/6ですね．あっ，発症率と同じになりました．なるほど…発症率は発症割合の増加のスピードみたいなものを表してるんですね．

 そのとおりじゃ！

発症率は，集団における観察時間1単位あたりの発症割合の平均増加量！

$$発症率 = \frac{感染症発症数}{総観察日数} = \frac{\frac{感染症発症数}{集団の人数}}{\frac{総観察日数}{集団の人数}} = \frac{集団での感染発症割合}{集団としての観察日数}$$

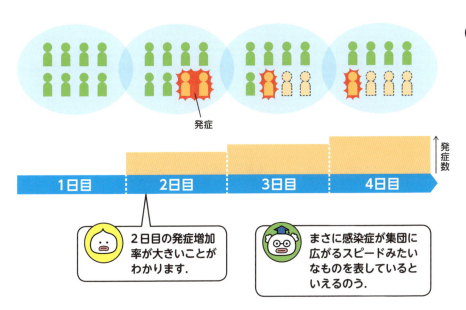

[100]
率

集団におけるアウトカム発生のスピードを表す指標．アウトカム発生の経時的変化を観察時間単位あたりの発生割合の平均増加量として表現したもの．

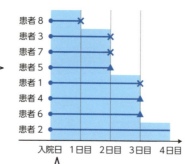

 病院Bについても発症率を求めてみるぞ．

感染症を発症した患者は4人．総観察日数は，上から順に1＋2＋2＋2＋3＋3＋3＋4だから20日．4÷20は1/5（0.2）ですね．病院Aと病院Bでは発症割合は変わらないけど発症率は病院Bのほうが高いことがわかります．

集団の変化のスピードを比較するときに率を使うのですね．

 集団の変化のスピードはグラフに表すとさらにわかりやすくなるぞ．病院Aの変化の様子を表現してみるかのう．グラフを描く前に次のような表を作るのじゃ．

グラフ作成のための数表

発症割合 その日数での発症人数を患者の人数で割ったもの

累積発症割合 1から累積未発症割合を引いたもの

日数	患者の人数	発症した人数	発症割合	累積未発症割合	累積発症割合
入院日	−	−		1.000	0.000
1日目	8	0	0	1.000	0.000
2日目	8	2	0.250	0.750	0.250
3日目	5	1	0.200	0.600	0.400
4日目	3	1	0.333	0.400	0.600

累積未発症割合 前日の累積未発症割合にその日の未発症割合（1－発症割合）をかけたもの（3日目を例にとると2日目の累積未発症割合0.75に3日目の未発症割合1－0.2＝0.8をかける）

2 割合の変化をグラフ化したら

 集団での発症の様子に興味があるときは累積発症割合を使ってグラフを描くんじゃ．こうして描かれる曲線をカプランマイヤー曲線というんじゃ．

● **カプランマイヤー曲線**

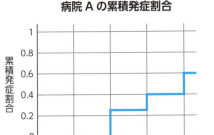

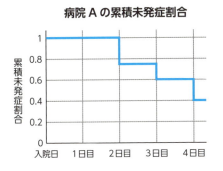

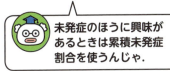
未発症のほうに興味があるときは累積未発症割合を使うんじゃ．

[101]
カプランマイヤー法（曲線）

　集団におけるアウトカム発生の経時的変化を視覚的に表現する方法．作成されたグラフの曲線をカプランマイヤー曲線と呼びます．アウトカム発生に注視して描かれる曲線とアウトカム未発生に注視して描かれる曲線とがあります．がんなどの領域では後者の曲線が描かれることが多くカプランマイヤー生存曲線と呼ばれることもあります．

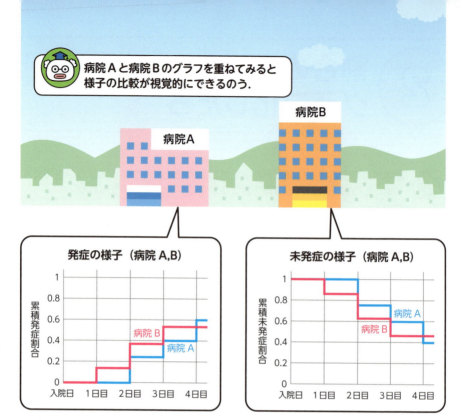

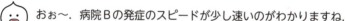

 おぉ〜．病院Bの発症のスピードが少し速いのがわかりますね．

こうした変化の様子を検定することもできる．**ログランク検定**[102]や**一般化ウィルコクソン検定**[103]がよく用いられているのう．どちらも，「発症の様子もしくは未発症の様子が同じである」を帰無仮説にした検定じゃ．

ということは，p値が有意水準を下回ったら，「発症の様子は異なる」と判断できるわけですね．

そのとおりじゃ．交絡の影響を調整して分析したい場合には，**比例ハザードモデル**[104]という方法も準備されているのう．

[102]
ログランク検定

集団におけるアウトカム発生の経時的変化を異なる集団間で比較する検定．帰無仮説として「集団間でアウトカム発生の経時的変化は同じである」が設定されます．すべてのアウトカム発生を平等に取り扱うのが特徴です．

[103]
一般化ウィルコクソン検定

　集団におけるアウトカム発生の経時的変化を異なる集団間で比較する検定．帰無仮説として「集団間でアウトカム発生の経時的変化は同じである」が設定されます．時間の経過とともにアウトカムの発生によって観察対象者が少なくなることを考慮し，対象者の多い状況でのアウトカム発生状況がより重視されるように重みをつけて，アウトカム発生を取り扱うのが特徴です．

[104]
比例ハザードモデル

　集団におけるアウトカム発生の経時的変化を異なる集団間で交絡の影響を考慮に入れて比較したい場合に用いられる分析方法．使用に当たっては比例ハザード性の確認など注意すべき点があるので，専門家の指導のもとで使用することをすすめます．

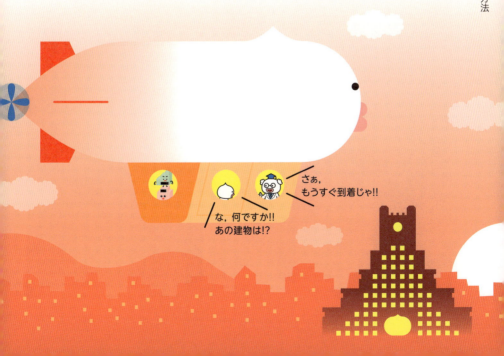

Follow-up
推測の方法論と正規分布

　本書では，初めて医療統計学や統計学を学ぶ方々がその考え方の基本を楽しんで理解できるよう，数式を使った証明や計算などは極力排除しました．また，医療分野の方々が興味をもつ「因果関係をどのようにして推論するか」を話題の中心に据え，研究デザインや分析手法を紹介してきました．初学者に敬遠されがちな統計理論についての解説などは，他書に譲るという形であえて避けてきましたが，他書へのプロローグ的な位置づけとして本コラムで推測の方法論と正規分布について簡単に解説したいと思います．

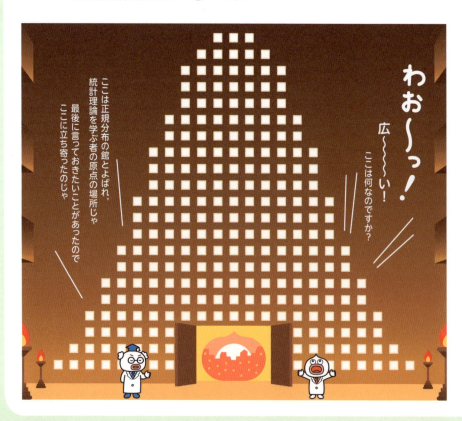

推測の方法論はいくつかありますが，ここでは直感的にわかりやすいものを紹介しておきます．1つめは最小二乗法です．たとえば，パンダの赤ちゃんの体重を量ることを想像してください．なかなかじっとしていてくれないので，量るたびに異なる値が測定され，5回量って5つの測定値（x_1, …, x_5）を得たとしましょう．パンダの赤ちゃんの体重（μ）として，いかなる値が妥当でしょうか？おそらくx_1, …, x_5はμとはそう離れていない値をとっているでしょう．各測定値と赤ちゃんの体重の値とのズレ（$x_1 - \mu$, …, $x_5 - \mu$）を小さくするような値はμとして妥当と考えられます．そこで次式を最小にするμを最も妥当な値と考えることにします．

$$(x_1-\mu)^2+(x_2-\mu)^2+(x_3-\mu)^2+(x_4-\mu)^2+(x_5-\mu)^2$$

各測定値とのズレは正や負の値が出てくるので，それらズレの値を二乗して足し算します．つまり測定値との誤差の二乗和を最小にするように推定値を決めましょうという話です．よって，推定値は上式をμで微分して得られた式を0とした方程式（次式）をμについて解くことで得られます．

$$2(x_1-\mu)+2(x_2-\mu)+2(x_3-\mu)+2(x_4-\mu)+2(x_5-\mu)=0 \quad \cdots\cdots\cdots\cdots \quad (1)$$

その結果次の解を得ます．

$$\mu = \frac{x_1+x_2+x_3+x_4+x_5}{5}$$

皆さんがよく知っている平均の式が出てくることになります．

次に紹介する方法論は最尤法（p.112）です．この方法は母集団にパラメータを含んだ分布モデルを想定して，標本のデータが得られる確率が最大になるような値を妥当なパラメータの推定値として求めます．先ほどの例で説明すると，母集団をパンダの赤ちゃんの体重を何度も量ったときに出てくる多くの測定値の集団，5回の測定で得られた5つの測定値（x_1, …, x_5）をランダムにサンプルされた標本のデータとします．

いま母集団の分布モデルとしてよく用いられる正規分布を想定してみましょう．正規分布の確率密度関数は次式で与えられます．

$$\frac{1}{\sqrt{2\pi}\sigma}e^{-\frac{(x-\mu)^2}{2\sigma^2}}$$

上式の μ は平均を，σ は標準偏差を表すパラメータです．測定値 x_1 が得られる確率は上式の x に x_1 を代入して得られると考えてください．よって，$x_1, \cdots, x_5$ が同時に得られる確率は次式で与えられます．

$$\frac{1}{\sqrt{2\pi}\sigma}e^{-\frac{(x_1-\mu)^2}{2\sigma^2}} \times \frac{1}{\sqrt{2\pi}\sigma}e^{-\frac{(x_2-\mu)^2}{2\sigma^2}} \times \frac{1}{\sqrt{2\pi}\sigma}e^{-\frac{(x_3-\mu)^2}{2\sigma^2}} \times \frac{1}{\sqrt{2\pi}\sigma}e^{-\frac{(x_4-\mu)^2}{2\sigma^2}} \times \frac{1}{\sqrt{2\pi}\sigma}e^{-\frac{(x_5-\mu)^2}{2\sigma^2}}$$

$x_1, \cdots, x_5$ は実際に測定されているのですから上記確率は大きな値をとってしかるべきです（起こる確率が大きいほど起こりやすいから）．ですので，上記確率を最大にする値を μ や σ の妥当な値（尤もらしい値）と考えることにします．μ の推定値は，計算を容易にするために上式の対数をとり，μ で微分して得られた式を 0 とした方程式（次式）を μ について解くことで得られます．

$$\frac{x_1-\mu}{\sigma^2} + \frac{x_2-\mu}{\sigma^2} + \frac{x_3-\mu}{\sigma^2} + \frac{x_4-\mu}{\sigma^2} + \frac{x_5-\mu}{\sigma^2} = 0 \quad \cdots\cdots\cdots\cdots (2)$$

その結果次の解を得ます．

$$\mu = \frac{x_1+x_2+x_3+x_4+x_5}{5}$$

皆さんがよく知っている平均の式がここでも出てくることになります．
　最小二乗法では誤差の二乗和を最小にする，最尤法では標本のデータが得られる確率を最大にするというそれぞれの理由で妥当な推定値を得ようとしますが，最終的にはいずれも μ についての方程式を解くことになります．そこで，一定の条件を満たす μ についての方程式を解くことで推定値を得ようとする方法論（推定方程式による方法）も提案されています．この方法論の立場からこれまでの例を眺めると，最小二乗法で得られた方程式（1）と正規分布を想定した最尤法で得られた方程式（2）は本質的に同じ推定方程式と考えられます．正規分布を想定することで，最尤法と最小二乗法とが μ の推定に関して同じ推定を行っているとみなせるわけです（最

Follow-up

小二乗法が母集団への正規分布の想定をしていないことに注意)．そうなるように作られた分布モデルが正規分布といえるかもしれません．

　ここで少し正規分布について重要な定理を紹介しておきます．いま，母集団の分布の平均がμ，標準偏差がσであるとします．この母集団からn個のデータをランダムにサンプルして標本を作り標本平均を求める行為を何度も繰り返します．毎回異なるデータがサンプルされるため，いくつもの異なる値の標本平均により分布が形成されます．この分布は，nが大きくなるほど，平均がμ，標準偏差が$\sigma/\sqrt{n}$である正規分布に近づくことが知られています．このことは中心極限定理と呼ばれています．この定理により，「平均がμ，標準偏差がσである母集団からn個のデータをサンプルする」を「平均がμ，標準偏差が$\sigma/\sqrt{n}$である正規分布から１個の標本平均をサンプルする」と近似的に置き換えることができ，μについての検定や推定の際の確率計算を可能にしていることが理解できると思います．もちろん，この定理はほかの多くの推測場面でも利用されています．

　このように正規分布は統計学の理論や確率計算において重要な役割を果たしています．興味がわいてきた方はぜひ他書に手を伸ばし，もう一段高いところに登ってみてください．これまでとは違った景色がきっと広がっていますよ．

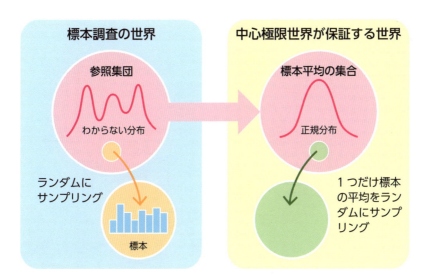

博士と助手は無事，プルプル病に関する研究報告書を提出しました．

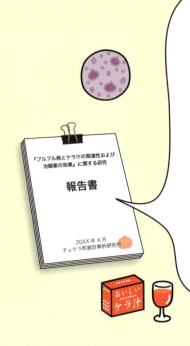

プルプル病にかかわる調査研究
研究報告書〈要約〉
- 健康食品「ケラ汁」には，プルプル病の予防効果があるとはいい難い．
- ラッチョ肝油習慣はプルプル病の発症を抑制する効果がある．
- 喫煙習慣はプルプル病の発症に影響を与えている．
- 女性より男性のほうがプルプル病の発症率が高い．
- プルプル病の発症率は，加齢とともに増加する傾向にある．
- 治験薬「ウスビル」「ハレヒーク」はともに現時点で有効性と安全性が認められる．

上記結果は今後も継続的に調査して明らかにする必要がある．

チェケラ町住民の健康増進におおいに役立った． …ということにしておこう．

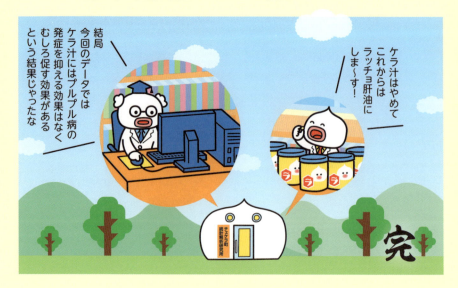

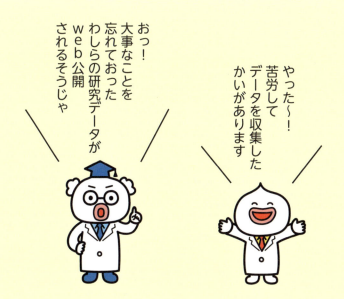

 プルプル病調査データ (p.94, 95) の全標本は，以下のいずれかの方法でアクセスすればダウンロードできるぞ．

 統計分析ソフトをもっていれば，いままでみてきた研究手法を試せますね！

 わしらとともにプルプル病を研究してくれる仲間ができるとうれしいのう．

「博士と助手の研究データ」ダウンロードページへのアクセス方法

● Google などから「統計図鑑」で検索

  統計図鑑　　　　　　　　　　　　　検索

● インターネットブラウザに
  「https://www.yodosha.co.jp/toukei_zukan/」と入力

● スマートフォン・タブレットはこちらから ➡

ダウンロードの仕方は特設ページ内をご覧ください．

※ お使いのコンピューターの環境によっては，正常にダウンロードいただけない場合もございます．本ダウンロードサービスは予告なく休止または中止することがございます．あらかじめご了承ください．また，小社ではお使いの統計分析ソフトの操作法等に関するお問い合わせにはお答えできません．ご使用ソフトのマニュアルなどでご確認願います．

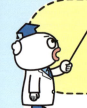
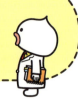

適用する主な研究手法
早わかりマトリックス図

　本書の第8〜9章で登場したロボットで，おおよそのデータ分析手法はわかっていただいたと思います．ここで，それらの検定手法を「興味の対象となる項目数」と「項目のデータ尺度」に分けて再度確認できるマトリックス図を用意しました．研究目的に合わせて検定手法を使い分けるための参考にしてください．

● 興味の項目数別検定手法

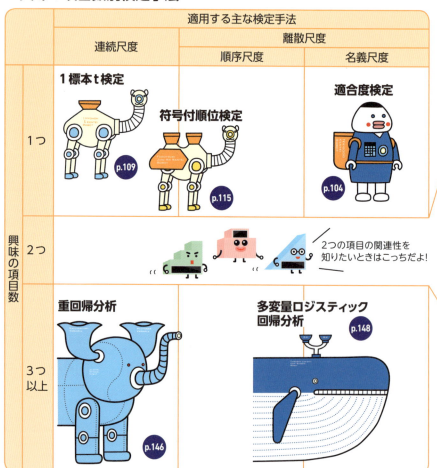

● 興味の項目数が2つの場合の検定手法

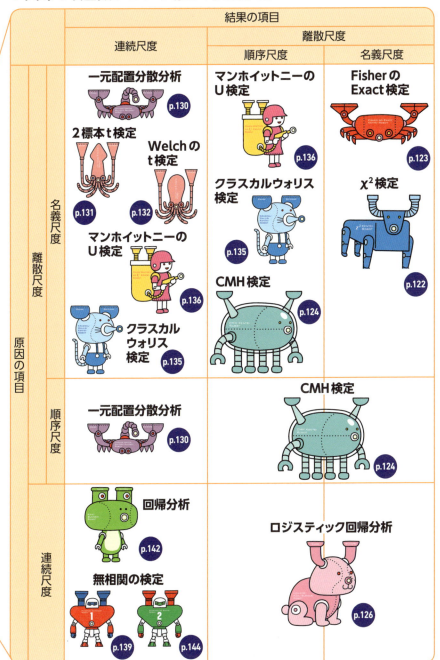

確認問題の解答と解説

データの尺度を答えてみよう!!

確認問題1

対象者番号： **名義尺度**　　　性　　別： **名義尺度**

年　　齢： **連続尺度**　　　血液型： **名義尺度**

喫煙習慣： **順序尺度**　　　ラッチョ肝油習慣： **順序尺度**

ケ ラ 汁： **名義尺度**　　　プルプル病： **名義尺度**

プル血球数： **連続尺度**

研究デザインを見抜いて正しい指標で因果推論してみよう

確認問題2

この研究は，原因の項目が喫煙，結果の項目がプルプル病発症になります．対象者は結果の項目であるプルプル病を発症している人から100人，していない人から200人をサンプルしているため，この研究は**ケース・コントロール研究ということになります**．

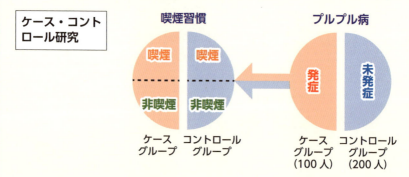

よって，曝露オッズ比を計算します．

曝露オッズ比は（65×154）/（35×46）＝6.2173 となり，喫煙はプルプル病発生のリスクを増大させることがわかります．もし，チェケラ町でのプルプル病発症割合が小さい値であれば，喫煙がプルプル病発生のリスクをおよそ6倍にするといえますが，そうでない場合はリスク比としての解釈はできません．

確認問題3

この研究は，原因の項目がケラ汁，結果の項目がプルプル病発症になります．対象者は結果の項目であるプルプル病を発症していない人が集められ，原因の項目であるケラ汁

についての調査の後，プルプル病の発症を追跡しているため，この研究は**コホート研究**ということになります．

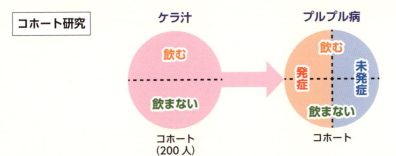

よって，ケラ汁を飲んでいる人のプルプル病発症リスクと飲んでいない人のリスクを計算します．
飲んでいる人のリスクは32/100（32％），飲んでいない人のリスクは46/100（46％）です．リスク差は32％－46％＝－14％になるので，ケラ汁を飲むことによってプルプル病発症のリスクが14％だけ減少します．リスク比は32％/46％＝0.6956になるので，ケラ汁を飲むことによってプルプル病発症のリスクが約0.7倍になります．

確認問題4

この研究は，原因の項目がラッチョ肝油，結果の項目がプルプル病発症になります．対象者は結果の項目であるプルプル病を発症している人から100人，プルプル病の発症に関係なくチェケラ町民から200人をサンプルしているため，この研究は**ケース・コホート研究**ということになります．

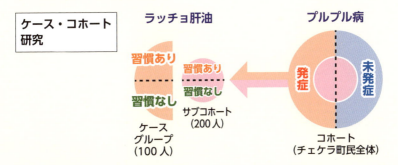

よって，曝露オッズ比を計算します．
曝露オッズ比は（33×106）/(67×94)＝0.5554となり，ラッチョ肝油はプルプル病発生のリスクをおよそ0.56倍にするといえます（ケース・コホート研究の曝露オッズ比はリスク比として解釈できるため）．

索引

用語解説の語句とページは太字になっておるぞ

 英数

1 標本 t 検定	109
2 標本 t 検定	131
95％信頼区間	105
CMH 検定	124
Fisher の Exact 検定	123
Kendall の順位相関係数	143
p 値	**028**
Spearman の順位相関係数	143
UMIN 臨床試験登録システム	089
Welch の t 検定	132
χ^2 検定	122

 あ

アウトカム	**046**
アウトカムオッズ比	060
一元配置分散分析	130
一般化ウィルコクソン検定	161
一般化可能性の議論	**007**
因果推論	**034**
後ろ向き研究	049
疫学研究	046
エビデンス	096
演繹	**035**
円グラフ	**103**
横断研究	**048**
オッズ	051
帯グラフ	**103**

 か

回帰係数	**141**
回帰式	**141**
回帰式の寄与率	**141**
回帰直線	**141**
回帰分析	140, 142
介入研究	**047**
概念枠組み図	086
カウンターファクチュアルモデル	**037**
確率	**025**
片側検定	032
カテゴリカルデータ	016
カプランマイヤー曲線	159
カプランマイヤー生存曲線	159

カプランマイヤー法	159		コホート研究	053, **055**, 066, 091
間隔尺度データ	**015**		コントロール	046
観察研究	**047**		コントロールグループ	**052**
記述統計	100, **020**			
帰納	**035**			
帰無仮説	**027**, 030, 032			
寄与率	**137**		最小二乗法	163
区間推定	**022**		最小値	**113**
クラスカルウォリス検定	**135**		最大値	**113**
ケース	046		最尤法	112, 163
ケースグループ	**052**		参照集団	**006**, 008
ケース・コホート研究	053, **063**, 067		散布図	**138**
ケース・コントロール研究			システマティックレビュー	044
	053, **059**, 067, 091		自然誤差	**071**
決定係数	137, 141		実験的研究	047
原因別箱ひげ図	134		質データ	**012**
原因別分位点	133		質的研究	**013**
原因別平均グラフ	129		四分位数	**113**
原因別モーメント	128		四分位点	**113**
研究計画	085		尺度	**012**
研究計画書	**088**		重回帰分析	**146**
研究参加集団	055		従属変数	**147**
検証的研究	**047**		縦断研究	**048**
検定	**023**, 026		順位相関係数	**143**
項目間の関連性	100		順序尺度データ	**017**
交絡因子	**076**, 092		情報バイアス	**073**
交絡バイアス	**074**, 076		症例対照研究	059
コード	095		シンプソンのパラドックス	075
コクラン共同計画	044		推測統計	**021**, 100

推定	**022**
正規分布	117, 162
説明変数	**147**
全数調査	**003**, 008
選択バイアス	**073**
尖度	**107**
相関係数	**137**
層別解析	**080**
層別サンプリング	**078**

データ分析	**090**
適合度検定	**104**
同意書	**089**
独立変数	**147**
度数	**102**
度数分布表	102

た

ターゲット集団	**003**, 008
第1四分位数	113
第3四分位数	113
対応のあるt検定	111
対応のある場合	111
対応のない場合	111
大数の法則	005
対立仮説	032
多変量解析	145
多変量ロジスティック回帰分析	148
ダミー変数	147, 149
探索的研究	**047**
単盲検	082
中央値	**113**
中間変数	150
中心極限定理	165
調査票	089

な

二重盲検	082
ノンパラメトリック手法	117

は

バイアス	**071**, 072
媒介変数	150
背理法	**024**, 026
曝露	**046**
曝露オッズ	**051**
曝露オッズ比	**051**
曝露グループ	046
箱ひげ図	**114**
発症増加率	157
発症率	155, 157
発症割合	154, 158
パラメトリック手法	117
反実仮想模型	037
ヒストグラム	**108**
非曝露グループ	046

百分率	152
標準偏差	107
標準偏差の点推定	110
標本	**004**, 008
標本調査	**004**, 021
比例尺度データ	015
比例ハザードモデル	161
符号付順位検定	115
プラセボ	082
分位点	112
分割表	120
分散	107
分散の点推定	110
分布の様子	100
平均	107
平均の区間推定	109
平均の点推定	109
偏回帰係数	147
変動係数	107
棒グラフ	103
母集団	003, 008

ま

前向き研究	049
マッチング	079
マンホイットニーのU検定	136
無作為抽出	005
無作為割りつけ	043
無相関の検定	139, 144
名義尺度グラフ	103
名義尺度データ	**017**
盲検	082
モーメント	106
目的変数	147
モザイク図	121

や

有意水準	**029**
予後因子	**076**, 092

ら

ランダムアロケーション	043
ランダム化比較研究	**043**
ランダム化比較試験	043
ランダムサンプリング	**005**, 008
離散尺度データ	**016**
リスク	**050**
リスク差	**050**
リスク比	**051**
率	**157**
両側検定	032
量データ	**012**
量的研究	**013**
臨床試験登録システム	088, **089**
倫理審査	089

倫理審査委員会	089
倫理的配慮	088
累積発症割合	158
累積未発症割合	158
ルービンの因果モデル	037
連続尺度データ	014
ログランク検定	160
ロジスティック回帰分析	126

歪度	107
割合	121, 153
割合の区間推定	104
割合の点推定	104

プルプル病 関連用語解説

本書における調査・研究で事例として用いた創作上の名称です．

プルプル病
2000年頃よりチェケラ町で多くみられる風土病．伝染性の疾病ではないが，いまだ不明な点が多い．近年「プルプルのないまちづくり」がチェケラ町の最重要施策の1つに位置づけられた．

プル血球
白桃形をした謎の血液細胞．血液検査の数値が220を超えた場合，急激にプルプル病発症リスクが高くなることがわかっている．

ケラ汁
チェケラ町の特産物ケラケラダケから精製された健康食品（別名：赤汁）．ケラ汁には，現代人の食生活に不足しがちな食物繊維やカルシウム，ビタミンB群，鉄などさまざまな栄養素が多く含まれている．

ラッチョ肝油
水なしで食べられる白桃風味のゼリー状ドロップ．1歳から服用が可能．妊娠・授乳期，病中病後の体力低下時，発育期，老年期の栄養補助食品として広く愛用されている．

ウスビル
プル血球細胞の増殖を抑えるため製薬メーカーのピルファーマが開発中の治験薬．本年，臨床試験段階に入った．

ハレヒーク
プル血球細胞の増殖を抑えるため製薬メーカーのラッチョ製薬が開発中の治験薬．本年，臨床試験段階に入った．

Special Thanks　チェケラ町の住民の皆さん

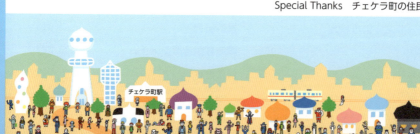

著者略歴

比江島 欣愼(ひえじま よしみつ)

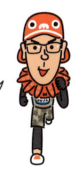

1966年に宮崎に生まれる.
1989年に九州大学理学部数学科を卒業後,萬有製薬株式会社(現MSD株式会社)に入社し,5年間治験データの分析業務に就く.1994年に同社を退社し,総合研究大学院大学数物科学研究科統計科学専攻に入学.3年後に同専攻を修了し,博士(学術)の学位を取得.その後,統計数理研究所COE非常勤研究員を経て,1998年に山梨医科大学医学部(現山梨大学医学部)数理情報科学助教授に就任.2005年に東京医療保健大学医療保健学部助教授に就任し,東京医療保健大学大学院医療保健学研究科教授などを経て,2022年に香川県立保健医療大学保健医療学部教授に就任し現在に至る.

趣味はランニング,バスケットボール,ゲーム,バンド,ビリヤードなど.好きなものはモバイル機器,「水曜どうでしょう(北海道テレビ放送)」.
ホームページ ➡ http://hi.thcu.ac.jp/hiejima/index.html

企画・編集協力	● 島田栄次(ビーコム)
イラストレーション	● タラジロウ
カバー・表紙デザイン	● 斉藤よしのぶ
本文デザイン	● 石川裕子(ビーコム)

【注意事項】本書の情報について

本書に記載されている内容は,発行時点における最新の情報に基づき,正確を期するよう,執筆者,監修・編者ならびに出版社はそれぞれ最善の努力を払っております.しかし科学・医学・医療の進歩により,定義や概念,技術の操作方法や診療の方針が変更となり,本書をご使用になる時点においては記載された内容が正確かつ完全ではなくなる場合がございます.また,本書に記載されている企業名や商品名,URL等の情報が予告なく変更される場合もございますのでご了承ください.

ぜんぶ絵で見る 医療統計
身につく！研究手法と分析力

2017年 3月10日 第1刷発行	著 者	比江島欣愼
2022年 11月30日 第5刷発行	発行人	一戸裕子
	発行所	株式会社 羊 土 社
		〒101-0052
		東京都千代田区神田小川町2-5-1
		TEL　03（5282）1211
		FAX　03（5282）1212
		E-mail　eigyo@yodosha.co.jp
ⓒ YODOSHA CO., LTD. 2017	URL	www.yodosha.co.jp/
Printed in Japan		
ISBN978-4-7581-1807-1	制 作	株式会社 ビーコムプラス
	印刷所	日経印刷株式会社

本書に掲載する著作物の複製権，上映権，譲渡権，公衆送信権（送信可能化権を含む）は（株）羊土社が保有します．
本書を無断で複製する行為（コピー，スキャン，デジタルデータ化など）は，著作権法上での限られた例外（「私的使用のための複製」など）を除き禁じられています．研究活動，診療を含み業務上使用する目的で上記の行為を行うことは大学，病院，企業などにおける内部的な利用であっても，私的使用には該当せず，違法です．また私的使用のためであっても，代行業者等の第三者に依頼して上記の行為を行うことは違法となります．

JCOPY ＜（社）出版者著作権管理機構 委託出版物＞
本書の無断複写は著作権法上での例外を除き禁じられています．複写される場合は，そのつど事前に，（社）出版者著作権管理機構（TEL 03-5244-5088, FAX 03-5244-5089, e-mail : info@jcopy.or.jp）の許諾を得てください．

乱丁，落丁，印刷の不具合はお取り替えいたします．小社までご連絡ください．

羊土社のオススメ書籍

みなか先生といっしょに統計学の王国を歩いてみよう
情報の海と推論の山を越える翼をアナタに！

三中信宏／著

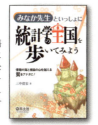

分散分析や帰無仮説という用語が登場するのは終盤ですが，そこに至る歩みで，イメージがわかない，数学的な意味..など統計ユーザーが陥りやすい疑問を解消します．「実験系パラメトリック統計学の捉え方」を体感して下さい．

- 定価 2,530円（本体 2,300円＋税10%） ■ A5判
- 191頁 ■ ISBN 978-4-7581-2058-6

Rとグラフで実感する生命科学のための統計入門

石井一夫／著

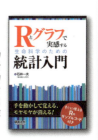

無料ソフトRを使うことで手を動かしながら統計解析の基礎が身につく！ グラフが豊富で視覚的に確率分布や検定を理解できる！ 統計の基本から機械学習まで幅広く網羅した1冊．すぐに使えるRのサンプルコード付き！

- 定価 4,290円（本体 3,900円＋税10%） ■ B5判
- 212頁 ■ ISBN 978-4-7581-2079-1

バイオ実験に絶対使える統計の基本Q&A
論文が書ける 読める データが見える！

秋山 徹／監
井元清哉，河府和義，藤渕 航／編

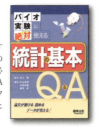

統計を「ツール」として使いこなすための待望の解説書！ 研究者の悩み・疑問の声を元に，現場で必要な基本知識を厳選してQ&A形式で解説！ 豊富なケーススタディーでデータ処理の考え方とプロセスがわかります．

- 定価 4,620円（本体 4,200円＋税10%） ■ B5判
- 254頁 ■ ISBN 978-4-7581-2034-0

実験で使うとこだけ生物統計 改訂版

池田郁男／著

定番入門書が統計家の査読を受け
よりわかりやすく，より正確にブラッシュアップ！

❶ キホンのキ
SD, SEの違いなど必須の基礎が固まります！

- 定価 2,420円（本体 2,200円＋税10%）
- A5判 ■ 110頁
- ISBN 978-4-7581-2076-0

❷ キホンのホン
正しい検定を選ぶ力が身につきます！

- 定価 2,970円（本体 2,700円＋税10%）
- A5判 ■ 173頁
- ISBN 978-4-7581-2077-7

発行 **羊土社 YODOSHA**
〒101-0052 東京都千代田区神田小川町2-5-1　TEL 03(5282)1211　FAX 03(5282)1212
E-mail：eigyo@yodosha.co.jp
URL：www.yodosha.co.jp/

ご注文は最寄りの書店，または小社営業部まで

羊土社のオススメ書籍

短期集中！オオサンショウウオ先生の医療統計セミナー
論文読解レベルアップ30

田中司朗，田中佐智子／著

一流医学論文5本を教材に，正しい統計の読み取り方が実践的にマスターできます．数式は最小限に，新規手法もしっかりカバー．怒涛の30講を終えれば「何となく」の解釈が「正しく」へとレベルアップ！

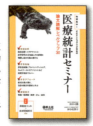

■ 定価 4,180円（本体 3,800円＋税10%）　■ B5判
■ 198頁　■ ISBN 978-4-7581-1797-5

医療統計解析 使いこなし実践ガイド
臨床研究で迷わないQ&A

対馬栄輝／編

「結局，統計解析ってどうやったらいいの？」そんな疑問にお答えします！統計手法の選び方，論文への書き方から統計ソフトを使った具体的な解析手順まで，数式なし・Q&A形式で楽しくわかる！

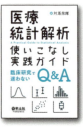

■ 定価 3,080円（本体 2,800円＋税10%）　■ A5判
■ 254頁　■ ISBN 978-4-7581-0248-3

PT・OTのための臨床研究はじめの一歩
研究デザインから統計解析、ポスター・口述発表のコツまで実体験から教えます

山田 実／編著
土井剛彦，浅井 剛／著

はじめての研究でも大丈夫！現役研究者の実体験と身近な例から「なにをすべきか」がわかります．臨床業務と研究両立のコツ，研究計画書，スライド・ポスター例まで付録も充実．自分で研究を進める力が身につきます！

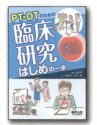

■ 定価 3,520円（本体 3,200円＋税10%）　■ B5判
■ 156頁　■ ISBN 978-4-7581-0216-2

こんなにも面白い医学の世界
からだのトリビア教えます

中尾篤典／著

マリンスポーツと納豆アレルギーの意外な関係性とは？秀吉の兵糧攻めにはある疾患が隠されていた！？など，身近に潜む医学の雑学「トリビア」満載の1冊．へぇーそうだったんだ！と思わず誰かに教えたくなること必至！

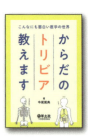

■ 定価 1,100円（本体 1,000円＋税10%）　■ A5判
■ 88頁　■ ISBN 978-4-7581-1824-8

発行 羊土社 YODOSHA　〒101-0052　東京都千代田区神田小川町2-5-1　TEL 03(5282)1211　FAX 03(5282)1212
E-mail：eigyo@yodosha.co.jp
URL：http://www.yodosha.co.jp/

ご注文は最寄りの書店，または小社営業部まで